普通高等教育"十五"国家级规划教材　配套教学用书
新世纪全国高等中医药院校规划教材

中药药理学习题集

主　编　侯家玉（北京中医药大学）
　　　　黄国钧（成都中医药大学）

中国中医药出版社
·北　京·

图书在版编目（CIP）数据

中药药理学习题集/侯家玉，黄国钧主编．—北京：中国中医药出版社，2003.11
（2020.12重印）
普通高等教育"十五"国家级规划教材配套教学用书
ISBN 978－7－80156－484－9

Ⅰ．中…　Ⅱ．①侯…②黄…　Ⅲ．中药学：药理学-医学院校-习题　Ⅳ．R285－44

中国版本图书馆 CIP 数据核字（2003）第 079005 号

中国中医药出版社出版

发行者：中国中医药出版社
　　　　（北京经济技术开发区科创十三街 31 号院二区 8 号楼　电话：64405750　邮编：100176）
　　　　（邮购联系电话：64065415　64065413）
印刷者：河北品睿印刷有限公司
经销者：各地新华书店经销
开　本：850×1168 毫米　16 开
字　数：170 千字
印　张：7.25
版　次：2003 年 11 月第 1 版
印　次：2020 年 12 月第 7 次印刷
书　号：ISBN 978－7－80156－484－9
定　价：25.00 元

如有质量问题，请与出版社出版部调换（010－64405510）

普通高等教育"十五"国家级规划教材
新世纪全国高等中医药院校规划教材

配套教学用书

《中药药理学习题集》编委会

主　编　　侯家玉（北京中医药大学）
　　　　　黄国钧（成都中医药大学）
编　委　　（按姓氏笔画排列）
　　　　　王树荣（山东中医药大学）
　　　　　方泰惠（南京中医药大学）
　　　　　刘守义（辽宁中医学院）
　　　　　孙建宁（北京中医药大学）
　　　　　陈长勋（上海中医药大学）
　　　　　吴清和（广州中医药大学）

前　言

　　为了全面贯彻国家的教育方针和科教兴国战略，深化教育教学改革，全面推进素质教育，培养符合新世纪中医药事业发展要求的创新人才，在全国中医药高等教育学会、全国高等中医药教材建设研究会组织编写的"普通高等教育'十五'国家级规划教材（中医药类）、新世纪全国高等中医药院校规划教材（第一版）"（习称"七版教材"）出版后，我们组织原教材编委会编写了与上述规划教材配套的教学用书——习题集，目的是使学生对已学过的知识，以习题形式进行复习、巩固、强化，也为学生自我测试学习效果、参加考试提供便利。

　　本套习题集与已出版的46门规划教材配套，所命习题范围与现行全国高等中医药院校本科教学大纲一致，与上述规划教材一致。习题覆盖规划教材的全部知识点，对必须熟悉、掌握的"三基"知识和重点内容以变换题型的方法予以强化。内容编排与相应教材的章、节一致，方便学生同步练习，也便于与教材配套复习。题型与各院校各学科现行考试题型一致，同时注意涵盖国家执业医师资格考试题型。命题要求科学、严谨、规范，注意提高学生分析问题、解决问题的能力，临床课程更重视临床能力的培养。为方便学生全面测试学习效果，每章节后均附有参考答案和答案分析。"答案分析"可使学生不仅"知其然"，而且"知其所以然"，使学生对教材内容加深理解，强化已学知识，进一步提高认知能力。

　　书末附有模拟试卷，分本科A、B试卷和硕士研究生入学考试模拟试卷，有"普通、较难、难"三个水准，便于学生对自己学习效果的自我测试，同时可提高应考能力。

　　本套习题集供高等中医药院校本科生、成人教育学生、执业医师资格考试人员及其他学习中医药人员与教材配套学习和应考复习使用。学习者通过对上述教材的学习和本套习题集的习题练习，可全面掌握各学科的知识和技能，顺利通过课程考试和执业医师考试，为从事中医药工作打下坚实的基础。

　　由于考试命题是一项科学性、规范化要求很高的工作，随着教材和教学内容的不断更新与发展，恳请各高等中医药院校师生在使用本套习题集时，不断总结经验，提出宝贵的修改意见，以使本套习题集不断修订提高，更好地适应本科教学和各种考试的需要。

编者
2003 年 5 月

编 写 说 明

  《中药药理学习题集》是普通高等教育"十五"国家级规划教材和新世纪全国高等中医药院校规划教材《中药药理学》的配套教学用书。读者对象主要是高等中医药院校本科生、成人教育学生、职业资格考试人员等。

  《中药药理学习题集》的编写章节及顺序与教材《中药药理学》一致，以便与教材配套使用，方便学生同步学习教材。《中药药理学习题集》的习题覆盖了教材《中药药理学》各章节的全部知识点，与教学大纲要求一致，且将教材中必须掌握的基本知识和重点内容，以不同题型反复出现，予以强化，有利于学生对教材中重点内容的学习、理解、掌握和记忆，这是编写《中药药理学习题集》的目的。

  新世纪全国高等中医药院校规划教材《中药药理学》的编写、出版和使用，得到了全国高等中医药兄弟院校和中国中医药出版社的大力支持和协助。由于《中药药理学习题集》的编写任务较轻，内容较少，仅由《中药药理学》教材编委会中部分人员承担，希望得到同仁的继续支持。

  鉴于编者水平有限，加之中药（及复方）多成分、多作用、多作用环节（机理）和多用途的复杂性，而每个习题仅能涉及某一知识点，有时难于将习题和答案做到文字表述准确，对于本书中出现的不足或错误，敬请广大教师和学生在使用过程中给予批评指正，以便再版时改进。

《中药药理学习题集》编委会

2003 年 7 月

目　　录

第一章　绪论 ……………………………（1）

第二章　中药药性理论的现代研究 ……（2）

第三章　影响中药药理作用的因素 ……（5）

第四章　中药药理作用的特点及

　　　　研究思路 …………………（7）

第五章　解表药 …………………………（9）

第六章　清热药 ………………………（14）

第七章　泻下药 ………………………（23）

第八章　祛风湿药 ……………………（27）

第九章　芳香化湿药 …………………（30）

第十章　利水渗湿药 …………………（32）

第十一章　温里药 ……………………（36）

第十二章　理气药 ……………………（41）

第十三章　消食药 ……………………（46）

第十四章　止血药 ……………………（48）

第十五章　活血化瘀药 ………………（51）

第十六章　化痰、止咳、平喘药 ……（57）

第十七章　安神药 ……………………（59）

第十八章　平肝息风药 ………………（62）

第十九章　开窍药 ……………………（65）

第二十章　补虚药 ……………………（68）

第二十一章　收涩药 …………………（77）

第二十二章　驱虫药 …………………（80）

第二十三章　外用药 …………………（82）

摸拟试卷（1） …………………………（83）

摸拟试卷（2） …………………………（89）

摸拟试卷（3） …………………………（95）

研究生入学考试模拟试卷 ……………（101）

第一章 绪 论

習題

一、选择题

（一）A₁型题（单项选择题）

1. 中药药理学的学科任务是（　　）
   A. 研究中药产生药效的机理
   B. 分离有效成分
   C. 鉴定有效成分的化学结构
   D. 研究有效成分的理化性质
   E. 鉴定中药的品种

2. 下列哪项不是中药药动学的研究内容（　　）
   A. 生物膜对药物的转运
   B. 药物在体内的分布
   C. 药物的生物转化（代谢）
   D. 药物的排泄
   E. 药物的作用强度

3. 国内对何种中药最早进行现代药理研究工作（　　）
   A. 黄连　　B. 黄芩
   C. 金银花　　D. 麻黄
   E. 人参

（二）X型题（多项选择题。从每小题5个备选答案中选出2~5个正确的答案）

1. 中药药理作用的研究思路有（　　）
   A. 植物药研究
   B. 中药复方的整体研究
   C. 有效成分研究
   D. 作用机理研究
   E. 化学成分的合成工艺

2. 中药药理学的学科任务有（　　）
   A. 促进中医药理论的进步
   B. 参与中药新药的开发
   C. 促进中西医结合
   D. 阐明中药药效产生的机理
   E. 阐明中药药效产生的物质基础

二、问答题

1. 简述中药药理学的学科任务。

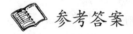 参考答案

一、选择题

（一）A₁型题

1. A　　2. E　　3. D

（二）X型题

1. AB　　2. ABCDE

二、问答题

1. 答（要点）：（1）阐明中药药效产生的机理和物质基础；（2）要与中药临床研究密切结合；（3）促进中医药理论的进步；（4）参与中药新药的开发；（5）促进中西医结合。

第二章　中药药性理论的现代研究

习题

一、选择题

（一）A₁型题（单项选择题）

1. 寒凉药石膏、知母长期给药，可使下列哪种中枢神经介质含量降低（　　）
  A. Ach　　　B. 5 - HT
  C. NA　　　D. GABA
  E. 以上均非

2. 长期给药可使中枢 NA 和 DA 含量增加的中药是（　　）
  A. 附子、干姜
  B. 黄连、黄柏
  C. 茯苓、白术
  D. 石膏、知母
  E. 以上均非

3. 寒凉药长期给药，可引起动物机体的变化是（　　）
  A. 痛阈值降低
  B. 惊厥阈值升高
  C. 脑内兴奋性神经递质含量升高
  D. 心率加快
  E. 血清甲状腺激素水平升高

4. 温热药长期给药，可引起动物机体的变化是（　　）
  A. 痛阈值降低
  B. 惊厥阈值升高
  C. 脑内兴奋性神经递质含量降低
  D. 心率减慢
  E. 血清甲状腺激素水平降低

5. 寒凉药长期给药，引起动物机体的变化不包括（　　）

A. 痛阈值降低
B. 脑内兴奋性神经递质含量降低
C. 心率减慢
D. 血清甲状腺激素水平降低
E. 体温降低

6. 温热药长期给药，引起动物机体的变化不包括（　　）
  A. 痛阈值降低
  B. 体温降低
  C. 心率加快
  D. 血清甲状腺激素水平升高
  E. 脑内兴奋性神经递质含量升高

7. 许多寒凉药具有的药理作用是（　　）
  A. 兴奋中枢神经系统
  B. 兴奋交感神经系统
  C. 促进内分泌系统功能
  D. 加强基础代谢功能
  E. 具有抗感染作用

8. 温热药的药理作用不包括（　　）
  A. 兴奋中枢神经系统
  B. 兴奋交感神经系统
  C. 促进内分泌系统功能
  D. 加强基础代谢功能
  E. 具有抗感染作用

9. 辛味药所含的主要成分是（　　）
  A. 氨基酸　　　B. 有机酸
  C. 挥发油　　　D. 生物碱
  E. 皂苷

10. 与辛味药健胃、化湿、行气、开窍功效无明显关系的药理作用是（　　）
  A. 促进消化功能
  B. 使神志昏迷病人苏醒
  C. 抗心绞痛

D. 扩张冠状动脉

E. 抗感染

11. 酸味药所含的主要成分是（　　　）

    A. 挥发油

    B. 皂苷

    C. 有机酸和鞣质

    D. 生物碱

    E. 糖类

12. 酸味药所含鞣质的主要药理作用是（　　　）

    A. 镇静

    B. 镇咳、祛痰

    C. 利尿消肿

    D. 止泻、止血

    E. 降低血压

13. 甘味药所含的主要成分是（　　　）

    A. 挥发油

    B. 皂苷

    C. 有机酸和鞣质

    D. 生物碱

    E. 氨基酸和糖类

14. 补虚药的药味主要为（　　　）

    A. 辛　　B. 酸

    C. 甘　　D. 苦

    E. 咸

15. 苦味药所含的主要成分是（　　　）

    A. 挥发油　　B. 蛋白质

    C. 有机酸　　D. 生物碱

    E. 鞣质

16. 在有毒中药的五味中占有较高比例的味道为（　　　）

    A. 辛　　B. 酸

    C. 甘　　D. 苦

    E. 咸

17. 咸味药所含的主要成分是（　　　）

    A. 挥发油　　B. 无机盐

    C. 有机酸　　D. 生物碱

    E. 鞣质

18. 咸味药主要分布在下列哪类药物中（　　　）

    A. 清热药　　　B. 温里药

    C. 祛风湿药　　D. 理气药

    E. 温肾壮阳药

19. 寒凉药常具有的药理作用是（　　　）

    A. 强心　　　B. 平喘

    C. 升高血压　　D. 抗肿瘤

    E. 抗休克

20. 马钱子的中毒症状主要表现在（　　　）

    A. 消化系统

    B. 心血管系统

    C. 泌尿系统

    D. 中枢神经系统

    E. 呼吸系统

（二）B₁型题（每组题的备选答案在前，试题在后。每小题只有1个正确答案。每个答案可被重复选用，也可不被选用）

    A. 槟榔　　　B. 细辛

    C. 黄药子　　D. 关木通

    E. 附子

1. 主要对中枢神经系统有毒性的药物是（　　　）

2. 主要对心血管系统有毒性的药物是（　　　）

    A. 川乌　　　B. 黄药子

    C. 蟾酥　　　D. 苦杏仁

    E. 马钱子

3. 对呼吸系统有毒性的药物是（　　　）

4. 对肝脏有毒性的药物是（　　　）

    A. 穿琥宁注射液

    B. 生天南星

    C. 蟾酥

    D. 关木通

    E. 鸦胆子

5. 对肾脏有毒性的药物是（　　　）

6. 较长时间用药可引起血小板减少症的药物是（　　　）

（三）X 型题（多项选择题。从每小题 5 个备选答案中选出 2~5 个正确的答案）

1. 可引起中枢神经系统毒性反应的药物有（　　　）

A. 附子　　　　B. 雪上一枝蒿

C. 马钱子　　　D. 苦杏仁

E. 鸦胆子

2. 对心血管系统有毒性反应的药物有（　　　）

A. 草乌　　　　B. 生天南星

C. 蟾酥　　　　D. 黄花夹竹桃

E. 罗布麻叶

3. 对肝脏有毒性作用的药物有（　　　）

A. 苍耳子　　　B. 生附子

C. 黄药子　　　D. 川楝子

E. 雷公藤

4. 对肾脏有毒性作用的药物有（　　　）

A. 斑蝥　　　　　B. 马钱子

C. 关木通　　　　D. 马兜铃

E. 雪上一枝蒿

二、填空题

1. 中药的归经理论主要与_____和_____有密切关系。

2. 有抗惊厥作用的药物（如钩藤、天麻等）主要归_____经。

3. 长期服用中药所致毒性损伤的"靶器官"中，以_____的发生率最高。

三、问答题

1. 论述中药"四性"的现代研究概况。

2. 举例说明中药归经理论的研究现状。

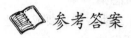 参考答案

一、选择题

（一）A₁ 型题

1. C	2. A	3. B	4. A	5. A
6. B	7. E	8. E	9. C	10. E
11. C	12. D	13. E	14. C	15. D
16. D	17. B	18. E	19. D	20. D

（二）B₁ 型题

1. B	2. E	3. D	4. B	5. D
6. A				

（三）X 型题

1. ABC　　　　2. ACDE

3. ACDE　　　4. ACD

二、填空题

1. 药理作用；药动学

2. 肝

3. 肝、肾、胃肠

三、问答题

1. 答（要点）：从对中枢神经系统功能、植物神经系统功能、内分泌系统功能、基础能量代谢、抗感染及抗肿瘤等作用的研究论述。

2. 答（要点）：（1）归经与药理作用的关系研究（举例说明）；（2）归经与药动学的关系（举例说明）；（3）归经与微量元素、环核苷酸、受体学说的关系。

第三章 影响中药药理作用的因素

习题

一、选择题

（一）A₁型题（单项选择题）

1. 制剂工艺不同可产生的影响是
（　　）

  A. 加强或突出某一药理作用

  B. 降低药物毒性

  C. 改变药物生物利用度

  D. 避免配伍禁忌不良反应

  E. 以上均非

2. 肠道内微生态环境对中药药效影响主要是指（　　）

  A. 肠道内温度

  B. 肠道内酸碱度

  C. 肠道内食物品种

  D. 肠道内菌群

  E. 肠道内渗透压

3. 下列药物久煎有利于增强药效的药物是（　　）

  A. 薄荷　　B. 紫苏

  C. 大黄　　D. 牡蛎

  E. 以上均非

4. 采用注射给药可导致药理作用产生质的变化的药物是（　　）

  A. 人参　　B. 当归

  C. 附子　　D. 枳壳

  E. 白术

5. 非妊娠禁忌的药物是（　　）

  A. 吴茱萸　　B. 冰片

  C. 半夏　　D. 水蛭

  E. 芫花

（二）B₁型题（每组题的备选答案在前，试题在后。每小题只有1个正确答案。每个答案可被重复选用，也可不被选用）

  A. 石膏　　B. 黄连

  C. 常山　　D. 人参

  E. 附子

1. 与连翘同用能增强抗菌作用的药物是（　　）

2. 能拮抗知母降血糖作用的药物是
（　　）

  A. 乌头　　　B. 延胡索

  C. 苦杏仁　　D. 马钱子

  E. 炉甘石

3. 炮制后能使贮存期间有效成分损失减少的药物是（　　）

4. 炮制后能使有效成分生成增加的药物是（　　）

（三）X型题（多项选择题。从每小题5个备选答案中选出2～5个正确的答案）

1. 影响药物作用的机体因素包括

  A. 体质　　B. 年龄

  C. 性别　　D. 情绪

  E. 遗传

2. 炮制对中药药理作用的影响包括
（　　）

  A. 消除药物毒性

  B. 降低药物毒性

  C. 加强某一药理作用

  D. 增强药物疗效

  E. 延长作用半衰期

3. 下列属妊娠禁忌的药物有（　　）

  A. 麝香　　B. 莪术

  C. 当归　　D. 丹参

  E. 芍药

二、填空题

1. 何首乌经炮制，_____作用增强。

2. 口服剂型中吸收最快的剂型是_____。

3. 甘草与芫花合用，芫花的_____减小。

4. 经醋炮制后，延胡索的_____作用增强。

5. 非正品大黄较正品大黄致泻作用的_____明显增加。

6. 肝肾功能低下者，应注意_____用药剂量。

7. 乌头经炮制后_____分解，毒性减少。

8. 刺五加所含_____在高温、高湿条件下贮藏损失极快。

三、判断题

（认为正确的，在题干后括号内打"√"；认为错误的，在题干后括号内打"×"）

1. 药典收载的同一中药，即使品种不同，其药理作用也相同。（　　）

2. 同一品种的中药，药理作用可能不同。（　　）

3. 所有根类药材生长年限越长，其药理作用也越强。（　　）

4. 中药低温、避光、干燥贮藏可减少药效下降。（　　）

5. 中药炮制前后化学成分和疗效会有变化。（　　）

6. 中药配伍使用疗效均会增强。（　　）

四、问答题

1. 详述影响中药药理作用的药物因素。

2. 简述对十八反、十九畏的看法。

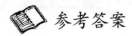 参考答案

一、选择题

（一）A₁型题

1. C　　2. D　　3. D　　4. D　　5. A

（二）B₁型题

1. B　　2. D　　3. C　　4. E

（三）X型题

1. ABCDE　　2. ABCD　　3. AB

二、填空题

1. 补益

2. 液体剂型

3. LD_{50}

4. 镇痛

5. ED_{50}

6. 适量减少

7. 双酯型乌头碱

8. 丁香苷

三、判断题

1. ×　2. √　3. ×　4. √　5. √　6. ×

四、问答题

1. 答（要点）：从品种、产地、采收、贮藏、炮制、制剂、煎煮方法、配伍与禁忌等方面论述，应举例说明。

2. 答（要点）：不是绝对禁忌；在特定条件下正确；研究尚不够全面，需深入。应举例说明。

第四章 中药药理作用的特点及研究思路

习题

一、选择题

（一）A₁型题（单项选择题）

1. 中药作用的两重性是指（   ）
   - A. 局部作用与全身作用
   - B. 治疗作用与不良反应
   - C. 治标与治本
   - D. 有毒与无毒
   - E. 培本与祛邪

2. 下列哪项不属于引起中药药理作用差异性的原因（   ）
   - A. 不同种属的动物
   - B. 不同个体
   - C. 整体（在体）与离体试验
   - D. 不同年龄
   - E. 不同用药日期

3. 中药作用的量效关系常呈现（   ）
   - A. 量效关系明显
   - B. 量效关系很难表现
   - C. 绝大多数呈量效关系变化
   - D. 无量效关系存在
   - E. 以上均非

4. 中药作用双向性产生的原因是（   ）
   - A. 不同化学成分
   - B. 不同给药途径
   - C. 不同的病人
   - D. 不同季节采收
   - E. 以上均非

5. 在对中药作用时效关系的叙述中，不正确的说法是（   ）
   - A. 中药有效成分的时效关系，可通过药代动力学研究
   - B. 中药的时效关系就是时量关系
   - C. 中药时效关系的研究包括生物半衰期测定
   - D. 中药时效关系的研究不包括峰效时间测定
   - E. 中药时效关系的研究包括给药后发生作用的潜伏期测定

6. 在对中药药理作用与中药功效关系的叙述中，不正确的说法是（   ）
   - A. 中药药理作用与中药功效往往一致
   - B. 中药药理作用与中药功效之间还存在差异性
   - C. 中药药理学（药理作用研究）可补充中药的功效理论
   - D. 绝大多数中药的药理作用与其功效不符合
   - E. 以上均非

（二）X型题（多项选择题。从每小题5个备选答案中选出2～5个正确的答案）

1. 中药双向调节作用产生的原因有（   ）
   - A. 不同剂量
   - B. 不同病理状态
   - C. 不同动物种属
   - D. 不同化学成分
   - E. 以上均非

2. 中药作用的差异性产生的原因有（   ）
   - A. 生物种属不同
   - B. 正常与病态动物
   - C. 不同给药途径
   - D. 不同个体
   - E. 不同体质

3. 中药复方的特点有（　　　）
   A. 多种有效成分
   B. 多种理论
   C. 作用多靶点
   D. 作用多环节（机理）
   E. 以上均非

4. 在中药药理作用特点的叙述中，正确的说法有（　　　）
   A. 中药作用的差异性表现在（生物）种属差异和个体差异
   B. 中药作用存在量效关系
   C. 同一种中药可产生相反的药理作用
   D. 中药药理学（药理作用研究）可以完善中药的功效理论
   E. 中药无不良反应

5. 下列哪些属于中药药理学的研究思路（　　　）
   A. 中药药理作用研究必须与证的研究结合
   B. 应加强与中药功效相关的系统药理作用研究
   C. 进行中药有效成分的化学结构研究
   D. 进行中药毒性研究
   E. 进行中药作用机理研究

二、问答题

1. 简述中药药理作用的特点。
2. 简述中药药理学的研究思路。

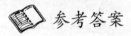 参考答案

一、选择题

（一）A₁型题

1. B　　2. E　　3. B　　4. A　　5. D
6. D

（二）X型题

1. AD　　2. ABCDE　　3. ACD
4. ABCD　　5. ABDE

二、问答题

1. 答（要点）：从中药作用的两重性、差异性、量效关系、时效关系、双向性以及与中药功效关系等六个要点进行叙述。

2. 答（要点）：从必须与证的研究结合、中药分类对比研究、与中药功效相关的系统药理作用研究、中药药理作用的重新评价性研究、中药毒性研究、中药作用机理及物质基础研究等六个要点进行叙述。

第五章　解　表　药

习题

一、选择题

（一）A₁型题（单项选择题）

1. 下列哪项不是柴胡的主要作用
（　　）
  A. 解热
  B. 抗炎
  C. 促进免疫功能
  D. 利胆
  E. 抗心律失常

2. 下列哪项不是麻黄平喘作用的机理
（　　）
  A. 促进肾上腺素、去甲肾上腺素释放
  B. 直接兴奋支气管黏膜血管平滑肌 α 受体
  C. 阻止过敏介质释放
  D. 促进糖皮质激素分泌
  E. 直接兴奋支气管平滑肌 β 受体

3. 下列哪项不是麻黄的作用（　　）
  A. 兴奋中枢　　B. 升高血压
  C. 抗炎　　　　D. 抗过敏
  E. 镇痛

4. 下列哪种药具有保肝利胆作用
（　　）
  A. 麻黄　　B. 桂枝
  C. 细辛　　D. 柴胡
  E. 葛根

5. 桂枝解热镇痛的有效成分主要是
（　　）
  A. 桂皮醛　　　　B. 桂皮酸

  C. 乙酸桂皮酯　　D. 反式桂皮酸
  E. 香豆素

6. 何种药物长时间喂饲后可引起动物肝癌发病率增加（　　）
  A. 细辛　　B. 柴胡
  C. 桂枝　　D. 麻黄
  E. 葛根

7. 葛根治疗偏头痛的主要依据是
（　　）
  A. 有镇静作用
  B. 有降压作用
  C. 有兴奋吗啡受体作用
  D. 有调节脑血管收缩、舒张功能
  E. 以上均非

8. 下列哪项不是解表药的主要药理作用（　　）
  A. 平喘　　B. 解热
  C. 发汗　　D. 抗炎
  E. 镇静

9. 下列可治疗偏头痛的药物是（　　）
  A. 麻黄　　B. 桂枝
  C. 葛根　　D. 柴胡
  E. 以上均非

10. 下列具有降血糖作用的药物是
（　　）
  A. 麻黄　　B. 桂枝
  C. 柴胡　　D. 细辛
  E. 葛根

11. 下列哪项不是桂枝的作用（　　）
  A. 扩张体表血管　　B. 解热
  C. 降血脂　　　　　D. 抗炎
  E. 抗过敏

12. 下列哪项不是葛根的适应症
（　　）

A. 突发性耳聋

B. 风湿性关节炎

C. 冠心病、心绞痛

D. 高血压

E. 感冒、头痛

13. 能改善高血压病症状的药物是（　　）

   A. 麻黄　　B. 桂枝

   C. 柴胡　　D. 细辛

   E. 葛根

14. 可用于治疗流行性腮腺炎的药物是（　　）

   A. 麻黄　　B. 桂枝

   C. 柴胡　　D. 细辛

   E. 葛根

15. 下列何药不具有抗炎作用（　　）

   A. 麻黄　　B. 桂枝

   C. 葛根　　D. 细辛

   E. 柴胡

16. 麻黄利尿作用最强的成分是（　　）

   A. 麻黄碱

   B. D－伪麻黄碱

   C. 甲基麻黄碱

   D. 麻黄次碱

   E. 去甲基麻黄碱

17. 下列哪项不是葛根对心血管系统的作用（　　）

   A. 增强心肌收缩力

   B. 抗心肌缺血

   C. 抗心律失常

   D. 扩张血管

   E. 降低血压

18. 以下有促进记忆功能的药物是（　　）

   A. 麻黄　　B. 桂枝

   C. 柴胡　　D. 细辛

   E. 葛根

19. 下列哪项不是葛根抗心律失常的作用机理（　　）

   A. 降低心肌兴奋性

   B. 减慢心肌传导性

   C. 抑制心肌自律性

   D. 阻断心肌 β 受体

   E. 阻断心肌 α 受体

20. 以下具有抗细菌毒素作用的药物是（　　）

   A. 麻黄　　B. 桂枝

   C. 柴胡　　D. 葛根

   E. 以上均非

21. 下列哪项不是柴胡的药理作用（　　）

   A. 解热

   B. 抗病原微生物

   C. 发汗

   D. 抗炎

   E. 增强机体免疫功能

22. 下列哪项不是柴胡的药理作用（　　）

   A. 保肝　　B. 利胆

   C. 镇静　　D. 降血压

   E. 镇痛

23. 可改善血液流变性和抗血栓形成的药物是（　　）

   A. 柴胡　　B. 葛根

   C. 桂枝　　D. 麻黄

   E. 细辛

24. 细辛的药理作用不包括（　　）

   A. 解热　　B. 镇痛

   C. 保肝　　D. 平喘

   E. 抗炎

25. 下列可引起中枢神经系统兴奋的药物是（　　）

   A. 麻黄　　B. 桂枝

   C. 柴胡　　D. 细辛

   E. 葛根

26. 可用于治疗肾炎的药物是（　　　）
    A. 麻黄　　　B. 桂枝
    C. 柴胡　　　D. 细辛
    E. 葛根

27. 柴胡注射液可治疗（　　　）
    A. 高血压　　　B. 高脂血症
    C. 神经衰弱　　D. 缺血性脑病
    E. 突发性耳聋

28. 在柴胡解热作用的叙述中，错误的说法是（　　　）
    A. 对寒热往来的半表半里之热有确切疗效
    B. 柴胡注射液、柴胡挥发油和柴胡皂苷均具有解热作用
    C. 对实验性动物发热具有解热作用
    D. 可使正常动物体温降低
    E. 以上均非

29. 细辛治疗心绞痛最主要的药理作用表现在（　　　）
    A. 使心率加快和输出量增加
    B. 对抗垂体后叶素所致动物急性心肌缺血
    C. 提高动物抗缺氧能力
    D. 提高休克犬的平均动脉血压
    E. 提高休克犬的左室内压峰值

30. 下列哪项不是葛根治疗冠心病心绞痛的药理作用（　　　）
    A. 葛根素是一种心肌 β 受体阻断剂
    B. 增加冠状动脉血流量
    C. 改善心电图缺血反应
    D. 对缺血再灌注心肌有保护作用
    E. 以上均非

（二）B₁ 型题（每组题的备选答案在前，试题在后。每小题只有 1 个正确答案。每个答案可被重复选用，也可不被选用）
    A. 桂皮油　　　B. D-伪麻黄碱
    C. 麻黄挥发油　D. 麻黄碱
    E. L-甲基麻黄碱

1. 不具有发汗作用的成分是（　　　）
2. 利尿作用较强的成分是（　　　）
    A. 桂皮醛　　　B. 桂皮酸
    C. 柴胡皂苷　　D. 柴胡挥发油
    E. 葛根素

3. 具有镇咳作用的成分是（　　　）
4. 具有改善血液流变学特性作用的成分是（　　　）
    A. 麻黄碱　　　B. 伪麻黄碱
    C. 麻黄挥发油　D. 柴胡皂苷
    E. 细辛挥发油

5. 不具有平喘作用的成分是（　　　）
6. 具有表面麻醉作用的成分是（　　　）
    A. 葛根素　　　B. 桂皮醛
    C. 柴胡挥发油　D. 麻黄挥发油
    E. 柴胡多糖

7. 不具有解热作用的成分是（　　　）
8. 具有降血脂作用的成分是（　　　）

（三）X 型题（多项选择题。从每小题 5 个备选答案中选出 2～5 个正确的答案）

1. 柴胡具有哪些药理作用（　　　）
    A. 解热　　　B. 祛痰
    C. 镇咳　　　D. 镇静
    E. 保肝

2. 桂枝具有哪些药理作用（　　　）
    A. 镇静　　　B. 解热
    C. 升血压　　D. 发汗
    E. 抗炎

3. 细辛的药理作用有（　　　）
    A. 镇静　　　B. 镇痛
    C. 抗惊厥　　D. 抗癫痫
    E. 降低血压

4. 具有抗流感病毒作用的药物是（　　　）
    A. 麻黄　　　B. 桂枝
    C. 柴胡　　　D. 葛根
    E. 细辛

5. 柴胡的临床用途有（　　　）

A. 发热
B. 病毒性肝炎
C. 高血压
D. 流行性腮腺炎
E. 流行性脑炎

6. 葛根的药理作用有（　　　）
   A. 镇静　　　B. 抗炎
   C. 解热　　　D. 降血脂、降血糖
   E. 抗心肌缺血

7. 解表药的主要药理作用有（　　　）
   A. 抗炎
   B. 镇痛
   C. 抗病原微生物
   D. 保肝
   E. 镇咳

8. 下列具有发汗作用的药物有（　　　）
   A. 柴胡　　B. 麻黄
   C. 细辛　　D. 桂枝
   E. 葛根

二、填空题

1. 柴胡解热的主要有效成分是_____。

2. 柴胡促进免疫功能的有效成分是_____。

3. 柴胡镇静、镇咳的有效成分是_____。

4. 细辛中可使动物致癌的化学成分是_____。

5. 麻黄解热、抗炎的有效成分是_____。

6. 桂枝扩张血管促发汗的有效成分是_____。

7. 葛根具有阻断β受体效应，其有效成分是_____。

8. 麻黄利尿的有效成分是_____。

三、判断题

（认为正确的，在题干后括号内打"√"；认为错误的，在题干后括号内打"×"）

1. 柴胡能增强糖皮质激素的抗炎作用。（　　　）

2. 麻黄能促进汗腺导管钠离子的重吸收。（　　　）

3. 柴胡的利胆成分是挥发油。（　　　）

4. 麻黄碱易于透过血脑屏障。（　　　）

5. 葛根可能含有降压和升压的不同物质，故降压作用不强。（　　　）

6. 柴胡皂苷、柴胡挥发油均有抗炎作用。（　　　）

7. 麻黄水溶性提取物无发汗作用。（　　　）

8. 葛根挥发油具有治疗偏头痛作用。（　　　）

四、问答题

1. 详述解表药的主要药理作用。
2. 详述麻黄平喘作用特点和作用机理。
3. 简述葛根对心脑血管系统的作用。
4. 简述柴胡解热作用的主要有效成分和作用机理。
5. 简述葛根解热作用的主要有效成分和作用机理。

参考答案

一、选择题

（一）A₁型题

1. E　　2. D　　3. E　　4. D　　5. A
6. A　　7. D　　8. A　　9. C　　10. E
11. C　　12. B　　13. E　　14. C　　15. C
16. B　　17. A　　18. E　　19. E　　20. E

21. C   22. D   23. B   24. C   25. A
26. A   27. B   28. E   29. B   30. E

（二）B₁型题

1. B   2. B   3. C   4. E   5. D
6. E   7. E   8. A

（三）X型题

1. ACDE   2. ABDE   3. AB
4. ABC   5. ABD   6. CDE   7. ABC
8. BD

二、填空题

1. 挥发油
2. 柴胡多糖
3. 柴胡皂苷
4. 黄樟醚
5. 挥发油
6. 挥发油
7. 葛根素
8. 伪麻黄碱

三、判断题

1. √   2. ×   3. ×   4. √   5. √
6. √   7. ×   8. ×

四、问答题

1. 答（要点）：从发汗、解热、抗病原微生物（抗菌、抗病毒）、镇静、镇痛、抗炎、调节免疫作用等作用进行论述，应举例说明。

2. 答（要点）：特点为起效较慢、作用温和、持久。机理：促进交感神经递质释放，间接发挥拟肾上腺素的作用；直接兴奋支气管平滑肌 β 受体；直接兴奋支气管黏膜血管平滑肌 α 受体；阻止过敏介质释放等。

3. 答（要点）：抗心肌缺血、抗心律失常、扩张血管、降低血压、改善血液流变性和抗血栓形成、改善脑循环促进记忆。

4. 答（要点）：主要有效成分：挥发油、柴胡皂苷、皂苷元 A；机理：抑制下丘脑 cAMP 的产生或释放，抑制体温调定点的上移，使体温下降。

5. 答（要点）：主要有效成分：黄酮类物质（葛根素）；机理：阻断中枢部位 β 受体而使 cAMP 生成减少，产生解热效应；使皮肤血管扩张，促进血液循环增加散热。

第六章 清热药

习题

一、选择题

(一) A₁型题（单项选择题）

1. 下列哪项不是清热药的主要药理作用（　　）
    A. 发汗　　　B. 抗菌
    C. 抗炎　　　D. 抗毒素
    E. 解热

2. 清热药抗细菌内毒素作用的主要环节是（　　）
    A. 中和细菌内毒素
    B. 抑制细菌的生长繁殖
    C. 提高机体对内毒素的耐受能力
    D. 抑制细菌内毒素的释放
    E. 以上均非

3. 抗菌抗病毒作用比较显著的药物是（　　）
    A. 清热泻火药与清热燥湿药
    B. 清热燥湿药与清热凉血药
    C. 清热凉血药与清热解毒药
    D. 清热解毒药与清虚热药
    E. 清热燥湿药与清热解毒药

4. 下列哪项不属清热药抗菌有效成分（　　）
    A. 小檗碱　　　B. 苦参碱
    C. 绿原酸　　　D. 原儿茶酸
    E. 癸酰乙醛

5. 清热药主要药理作用不包括（　　）
    A. 解热　　　B. 抗病原微生物
    C. 抗毒素　　　D. 抗炎
    E. 抗惊厥

6. 清热药主要药理作用不包括（　　）
    A. 发汗　　　B. 解热
    C. 抗炎　　　D. 抗毒素
    E. 抗肿瘤

7. 抗皮肤癣菌作用较为显著的清热药是（　　）
    A. 石膏　　　B. 苦参
    C. 知母　　　D. 板蓝根
    E. 青蒿

8. 下列哪种清热药具有正性肌力作用（　　）
    A. 金银花　　　B. 穿心莲
    C. 板蓝根　　　D. 鱼腥草
    E. 以上均非

9. 可抑制小鼠皮肤被动过敏反应的药物是（　　）
    A. 黄芩　　　B. 黄连
    C. 金银花　　　D. 板蓝根
    E. 以上均非

10. 黄连抗病原体的范围不包括（　　）
    A. 痢疾杆菌　　　B. 白色念珠菌
    C. 肿瘤细胞　　　D. 流感病毒
    E. 阿米巴原虫

11. 黄芩抗炎作用的主要环节是（　　）
    A. 提高机体的免疫功能
    B. 抑制炎性介质的生成和释放
    C. 抑制纤维母细胞的增生
    D. 抑制细胞因子的转录
    E. 以上均非

12. 黄芩降压作用的机理可能是（　　）
    A. 抑制血管运动中枢

B. 阻断交感神经节

C. 阻断心脏 β 受体

D. 阻滞血管壁钙通道，扩张血管

E. 减少去甲肾上腺素的释放

13. 黄芩主要有效成分是（　　）

    A. 生物碱　　　B. 黄酮

    C. 有机酸　　　D. 挥发油

    E. 氨基酸

14. 黄芩的现代应用不包括（　　）

    A. 小儿呼吸道感染

    B. 急性菌痢

    C. 流行性脑脊髓膜炎

    D. 病毒性肝炎

    E. 蜂窝组织炎

15. 黄连中含量最高的化学成分是（　　）

    A. 小檗碱　　　B. 黄连碱

    C. 药根碱　　　D. 木兰花碱

    E. 甲基黄连碱

16. 下列各项，不属黄连抗菌作用机理的是（　　）

    A. 破坏细菌结构

    B. 抑制细菌 DNA 合成

    C. 抑制细菌糖代谢

    D. 抑制细菌核酸合成

    E. 抑制细菌蛋白质合成

17. 小檗碱抗菌作用特点是（　　）

    A. 仅有抑菌而无杀菌作用

    B. 属窄谱抗菌药

    C. 痢疾杆菌对小檗碱不易产生耐药性

    D. 可消除耐药菌株的 R 因子

    E. 甲氧苄胺嘧啶对其作用无明显影响

18. 小檗碱抗菌作用不包括下述哪项特点（　　）

    A. 低浓度抑菌高浓度杀菌

    B. 属广谱抗菌药

C. 痢疾杆菌对小檗碱易产生耐药性

D. 可消除耐药菌株的 R 因子

E. 甲氧苄胺嘧啶对其作用无明显影响

19. 与黄连功效相关的药理作用不包括（　　）

    A. 抗炎　　　　B. 解热

    C. 中枢兴奋　　D. 抗细菌毒素

    E. 抗溃疡

20. 小檗碱对心脏的作用是（　　）

    A. 正性肌力作用

    B. 加快心率

    C. 缩短动作电位时程及有效不应期

    D. 促进心肌细胞 Na^+ 内流

    E. 以上均非

21. 小檗碱降血糖作用特点是（　　）

    A. 对正常小鼠血糖无明显影响

    B. 对自发性糖尿病 KK 小鼠无明显作用

    C. 对四氧嘧啶致糖尿病小鼠有降低血糖作用

    D. 促进胰岛素的释放

    E. 增加肝细胞膜胰岛素受体的数量

22. 黄连常用于治疗（　　）

    A. 细菌性痢疾

    B. 病毒性肝炎

    C. 滴虫性阴道炎

    D. 心力衰竭

    E. 高热惊厥

23. 治疗糖尿病可选用的清热药是（　　）

    A. 黄芩　　　B. 黄连

    C. 苦参　　　D. 金银花

    E. 牡丹皮

24. 易透过血脑屏障而中枢抑制作用较强的是（　　）

    A. 小檗碱

    B. 黄连碱

C. 四氢黄连碱

D. 药根碱

E. 甲基黄连碱

25. 小檗碱降压作用机理可能是（   ）

A. 阻断血管运动中枢

B. 竞争性阻断血管壁 α 受体

C. 直接扩张外周血管

D. 竞争性阻断心肌 β 受体

E. 抑制心肌收缩力

26. 小檗碱治疗心脑血管性疾病不包括（   ）

A. 房性早搏　　B. 室性早搏

C. 高血压　　　D. 高脂血症

E. 心绞痛

27. 苦参的药理作用不包括（   ）

A. 抗病原体　　B. 抗炎

C. 抗过敏　　　D. 抗溃疡

E. 抗肿瘤

28. 苦参抗炎作用机理可能是（   ）

A. 抑制炎性介质生成

B. 抑制花生四烯酸代谢

C. 抑制白细胞游走

D. 兴奋垂体 - 肾上腺皮质系统

E. 稳定细胞膜

29. 苦参抗肿瘤作用环节不包括（   ）

A. 诱导癌细胞凋亡

B. 促进癌细胞分化

C. 抑制癌细胞 DNA 合成

D. 干扰转录过程阻止 RNA 合成

E. 直接细胞毒作用

30. 下列哪项不是苦参的临床应用（   ）

A. 急慢性肠炎

B. 滴虫性阴道炎

C. 高血压

D. 心律失常

E. 慢性乙型肝炎

31. 苦参对下列哪种病原体有效（   ）

A. 疟原虫

B. 阴道滴虫

C. 血吸虫

D. 肠道阿米巴原虫

E. 鞭虫

32. 苦参抗心律失常作用较为明显的成分是（   ）

A. 苦参碱　　　B. 槐定碱

C. 槐胺碱　　　D. 槐果碱

E. 氧化苦参碱

33. 丹皮酚抗炎作用与垂体 - 肾上腺系统无关的依据是（   ）

A. 对去肾上腺大鼠无抗炎作用

B. 不影响大鼠肾上腺维生素 C 含量

C. 增加大鼠肾上腺重量

D. 摘除垂体无抗炎作用

E. 用麻醉药后抗炎作用消失

34. 以下能说明丹皮总苷对特异性免疫功能有促进作用的是（   ）

A. 增强白细胞的吞噬作用

B. 促进 Con - A 诱导 T - 淋巴细胞增殖反应

C. 降低脾细胞溶血素抗体水平

D. 抑制 NK 细胞活性

E. 以上均非

35. 牡丹皮对中枢神经系统的作用不包括（   ）

A. 镇静催眠

B. 抗惊厥

C. 抗震颤麻痹

D. 镇痛

E. 解热

36. 牡丹皮主要有效成分是（   ）

A. 丹皮酚

B. 丹皮酚新苷

C. 牡丹酚苷

D. 芍药苷

E. 羟基芍药苷

37. 复方丹皮片可用于治疗（　　）

A. 室性早搏

B. 房室传导阻滞

C. 原发性高血压

D. 心力衰竭

E. 心肌梗塞

38. 金银花的主要抗菌有效成分是（　　）

A. 绿原酸　　B. 木犀草素

C. 忍冬苷　　D. 挥发油

E. 皂苷

39. 金银花常用于治疗（　　）

A. 流行性脑脊髓膜炎

B. 急性上呼吸道感染

C. 滴虫性阴道炎

D. 慢性湿疹

E. 病毒性肝炎

40. 青蒿素抗疟作用发生在（　　）

A. 红细胞内期

B. 红细胞前期

C. 红细胞外期

D. 疟原虫配子体

E. 以上均非

41. 青蒿抗疟有效成分是（　　）

A. 青蒿素　　　　B. 青蒿甲素

C. 青蒿乙素　　　D. 青蒿酸

E. 青蒿酸甲酯

42. 具有良好抗疟作用的青蒿素衍生物是（　　）

A. 青蒿酸甲酯　　　B. 青蒿醇

C. 青蒿甲素　　　　D. 青蒿甲醚

E. 青蒿乙素

43. 用青蒿素治疗疟疾，缺点是（　　）

A. 对间日疟无效

B. 对恶性疟无效

C. 疗效不如氯喹

D. 对抗氯喹疟疾无效

E. 复发率高

44. 板蓝根对哪种病原微生物的抑制作用最显著（　　）

A. 病毒　　B. 细菌

C. 真菌　　D. 钩端螺旋体

E. 衣原体

45. 板蓝根的药理作用不包括（　　）

A. 抗病毒

B. 抗菌

C. 提高机体免疫功能

D. 抗心律失常

E. 保肝

46. 板蓝根常用于治疗（　　）

A. 溃疡病

B. 急性肠炎

C. 急性传染性肝炎

D. 急性胰腺炎

E. 糖尿病

47. 下列哪项是鱼腥草的抗菌有效成分（　　）

A. 小檗碱　　B. 黄芩素

C. 绿原酸　　D. 癸酰乙醛

E. 色胺酮

48. 鱼腥草常用于治疗（　　）

A. 急性呼吸道感染

B. 急性肠道感染

C. 急性传染性肝炎

D. 急性胰腺炎

E. 急性泌尿系统感染

49. 知母解热作用的机理是（　　）

A. 抑制体温调节中枢的功能

B. 抑制 Na^+，K^+ – ATP 酶活性

C. 抑制前列腺素的合成

D. 稳定溶酶体膜

E. 以上均非

50. 知母与天花粉、麦冬等配伍，治疗（　　）

A. 甲状腺功能亢进

B. 糖尿病

C. 胰腺炎

D. 胆囊炎

E. 溃疡病

51. 与知母生津润燥功效相关的药理作用是（　　）

A. 降血糖　　B. 降血脂

C. 降血压　　D. 抗惊厥

E. 抗癌

52. 栀子的主要药理作用不包括（　　）

A. 抗病原体　　　B. 抗炎

C. 镇静、镇痛　　D. 解热

E. 抗肿瘤

53. 栀子的现代应用是（　　）

A. 急性上呼吸道感染

B. 急性细菌性痢疾

C. 急性黄疸型肝炎

D. 急性坏死性胰腺炎

E. 以上均非

54. 下列哪项不是研究药物抗炎作用的实验方法（　　）

A. 抑制角叉菜胶引起大鼠足肿胀的实验

B. 抑制大鼠佐剂性关节炎的实验

C. 抑制二甲苯所致小鼠耳肿胀的实验

D. 抑制大鼠棉球肉芽肿的实验

E. 抑制氧自由基损伤的实验

55. 下列哪项是研究药物抗炎作用的实验方法（　　）

A. 抑制醋酸所致小鼠腹腔毛细血管通透性增高的实验

B. 抑制小鼠被动皮肤过敏反应的实验

C. 对抗组胺引起豚鼠离体气管痉挛性收缩的实验

D. 降低干酵母引起大鼠发热作用的实验

E. 以上均非

（二）B₁型题（每组题的备选答案在前，试题在后。每小题只有1个正确答案。每个答案可被重复选用，也可不被选用）

A. 黄芩　　B. 栀子

C. 知母　　D. 龙胆草

E. 板蓝根

1. 具有改善学习记忆作用的清热药是（　　）

2. 具有降血糖作用的清热药是（　　）

A. 稳定肥大细胞膜，减少炎性介质释放

B. 影响花生四烯酸代谢，抑制炎性介质的生成

C. 协同戊巴比妥钠催眠作用

D. 抗氧自由基损伤

E. 增加毛细血管通透性

3. 黄芩不具有的药理作用是（　　）

4. 黄芩保肝作用环节可能是（　　）

A. 苦参碱　　B. 绿原酸

C. 栀子苷　　D. 癸酰乙醛

E. 靛蓝

5. 板蓝根抗病原微生物作用的有效成分是（　　）

6. 金银花抗病原微生物作用的有效成分是（　　）

A. 黄芩　　　　B. 黄连

C. 金银花　　　D. 栀子

E. 知母

7. 具有抗过敏作用的药物是（　　）

8. 具有抗阿米巴原虫作用的药物是（　　）

A. 牛黄　　B. 知母

C. 青蒿　　D. 鱼腥草

E. 穿心莲

9. 具有抗蛇毒作用的药物是（ ）

10. 具有镇静、抗惊厥作用的药物是（ ）

    A. 诱导癌细胞凋亡

    B. 促进癌细胞分化

    C. 直接细胞毒作用

    D. 提高机体免疫功能

    E. 抑制肿瘤细胞 Na^+，K^+-ATP 酶活性

11. 知母抗肿瘤作用的环节可能是（ ）

12. 黄连对鼻咽癌的作用是（ ）

    A. 黄连   B. 牛黄

    C. 苦参   D. 知母

    E. 穿心莲

13. 具有抗过敏作用的药物是（ ）

14. 无明显抗肿瘤作用的药物是（ ）

    A. 黄芩   B. 黄连

    C. 金银花   D. 板蓝根

    E. 穿心莲

15. 可用于治疗流行性乙型脑炎的药物是（ ）

16. 可用于治疗恶性葡萄胎的药物是（ ）

（三）X 型题（多项选择题。从每小题 5 个备选答案中选出 2~5 个正确的答案）

1. 黄连抗溃疡作用的环节包括（ ）

    A. 抑制胃酸分泌

    B. 对抗盐酸-乙醇损伤胃黏膜

    C. 增加胃黏膜血流量

    D. 抑制幽门螺杆菌

    E. 增加胃黏液分泌

2. 具有保肝作用的清热药是（ ）

    A. 黄芩   B. 栀子

    C. 知母   D. 鱼腥草

    E. 青蒿

3. 下列各项，哪些是清热药抗菌作用有效成分（ ）

    A. 小檗碱   B. 知母皂苷

    C. 苦参碱   D. 色胺酮

    E. 癸酰乙醛

4. 黄芩的现代应用包括（ ）

    A. 小儿呼吸道感染

    B. 急性菌痢

    C. 病毒性肝炎

    D. 糖尿病

    E. 室性早搏

5. 小檗碱的现代应用包括（ ）

    A. 细菌性痢疾

    B. 慢性胆囊炎

    C. 室性早搏

    D. 糖尿病

    E. 胃及十二指肠溃疡

6. 黄连抗菌作用特点是（ ）

    A. 低浓度抑菌，高浓度杀菌

    B. 金黄色葡萄球菌等对黄连不易产生耐药性

    C. 对阿米巴原虫无明显抑制作用

    D. 小檗碱对多种病毒有抑制作用

    E. 小檗碱对耐药菌株的耐药质粒有消除作用

7. 黄芩抗炎作用的特点是（ ）

    A. 对大鼠角叉菜胶性足肿胀有明显抑制作用

    B. 对小鼠二甲苯致耳肿胀有明显抑制作用

    C. 对大鼠棉球肉芽肿有明显抑制作用

    D. 能抑制醋酸引起的腹腔毛细血管通透性增加

    E. 能抑制炎性介质的生成和释放

8. 金银花的现代应用主要有（ ）

    A. 上呼吸道感染

    B. 小儿肺炎

C. 急性扁桃休炎

D. 急性肝炎

E. 急性乙型脑炎

9. 牡丹皮对中枢神经系统的作用包括（　　）

A. 镇静　　　B. 催眠

C. 抗惊厥　　D. 镇痛

E. 解热

10. 牡丹皮对心血管和血液系统的作用有（　　）

A. 抑制血小板聚集

B. 改善血液流变学

C. 抗心律失常

D. 抗心肌缺血

E. 抗休克

11. 苦参所含主要药理活性成分是（　　）

A. 小檗碱

B. 苦参碱

C. 氧化苦参碱

D. 槐果碱

E. 槐胺碱

12. 青蒿抗疟作用特点包括（　　）

A. 抗疟有效成分是青蒿素

B. 青蒿素对疟原虫红细胞外期有直接杀灭作用

C. 抗疟作用强

D. 对间日疟和恶性疟均有疗效

E. 缺点是复发率高

13. 知母的现代应用有（　　）

A. 急性传染病

B. 甲状腺功能亢进

C. 糖尿病

D. 肺结核潮热

E. 溃疡病

14. 与牛黄功效主治相关的药理作用是（　　）

A. 抗病毒　　B. 抗炎

C. 解热　　　D. 抗惊厥

E. 抗休克

15. 苦参碱型生物碱抗心律失常作用可能包括的环节是（　　）。

A. 降低自律性

B. 减慢传导

C. 阻断钙通道

D. 阻断 β 受体

E. 延长动作电位时程

16. 清热药的主要药理作用是（　　）

A. 抗病原体　　B. 解热

C. 抗炎　　　　D. 抑制免疫

E. 抗溃疡

17. 研究药物解热作用应做的实验有（　　）

A. 干酵母引起大鼠发热的实验

B. 2，4 – 二硝基酚引起大鼠发热的实验

C. 细菌内毒素引起家兔发热的实验

D. 对正常家兔体温影响的实验

E. 以上均非

18. 哪些属于清热药具有抗菌作用和抗病毒作用的表现（　　）

A. 体外对多种细菌、真菌具有抑制作用

B. 抑制病毒对鸡胚的感染

C. 降低感染细菌小鼠的死亡率

D. 降低感染病毒小鼠的死亡率

E. 减轻细菌内毒素对细胞膜结构的损伤

二、填空题

1. 黄连的主要有效成分是_____。

2. 苦参抗肿瘤作用的有效成分是_____。

3. 对霍乱毒素有明显对抗作用的清热药成分是_____。

4. 治疗高热惊厥常选用的清热药是

_____。

5. 知母解热作用与抑制_____（酶）有关。

6. 青蒿常用于治疗疟疾，其缺点是_____。

三、判断题

（认为正确的，在题干后括号内打"√"；认为错误的，在题干后括号内打"×"）

1. 黄芩对 I 型变态反应没有明显抑制作用。（　　）

2. 黄芩苷抗炎作用与抑制 PGE 生成有关。（　　）

3. 体外试验结果显示，清热药与抗生素抗菌作用强度相似。（　　）

4. 黄连抗菌作用弱，只有抑菌而无杀菌作用。（　　）

5. 金黄色葡萄球菌等对小檗碱极易产生耐药性。（　　）

6. 小檗碱对细菌及细菌毒素引起的腹泻有对抗作用，但对非感染性腹泻无效。（　　）

7. 苦参对滴虫性阴道炎有较好的疗效。（　　）

8. 丹皮酚抗炎作用与垂体 – 肾上腺皮质系统有关。（　　）

9. 金银花抗菌作用的主要有效成分是所含生物碱。（　　）

10. 知母解热作用特点是作用出现慢而持续时间久。（　　）

四、问答题

1. 详述清热药的主要药理作用。

2. 详述黄连抗病原体作用的特点和机理。

3. 试述黄芩抗炎作用、作用机理及有效成分。

4. 黄芩免疫抑制作用的环节包括哪些方面？

5. 试述小檗碱对心血管系统的作用和临床应用。

6. 苦参抗肿瘤作用的特点和作用环节如何？

7. 试述牡丹皮对中枢神经系统的作用。

8. 与金银花清热解毒功效相关的药理作用有哪些？

9. 试述知母解热作用的特点和作用机理。

10. 青蒿抗疟原虫作用有哪些特点？作用机理如何？

参考答案

一、选择题

（一）A₁ 型题

1. A	2. C	3. E	4. D	5. E
6. A	7. B	8. E	9. A	10. C
11. B	12. D	13. B	14. C	15. A
16. B	17. D	18. E	19. C	20. A
21. C	22. A	23. B	24. C	25. B
26. D	27. C	28. E	29. D	30. C
31. B	32. A	33. B	34. B	35. C
36. A	37. C	38. A	39. B	40. A
41. A	42. B	43. E	44. A	45. D
46. C	47. B	48. A	49. B	50. A
51. A	52. E	53. C	54. E	55. A

（二）B₁ 型题

1. C	2. C	3. E	4. D	5. E
6. B	7. A	8. B	9. C	10. A
11. E	12. C	13. C	14. B	15. D
16. E				

（三）X 型题

1. ABD　2. AB　3. ACDE　4. ABC
5. ABCDE　6. ADE　7. ABDE

8. ABC   9. ABCDE   10. ABD

11. BCDE   12. ACDE   13. ACD

14. ABCD   15. ABD   16. ABC

17. ABCD   18. ABCD

二、填空题

1. 小檗碱

2. 苦参生物碱

3. 小檗碱

4. 牛黄

5. Na^+，K^+ – ATP 酶

6. 复发率高

三、判断题

1. ×   2. √   3. ×   4. ×   5. √   6. ×

7. √   8. ×   9. ×   10. √

四、问答题

1. 答（要点）：清热药的主要药理作用有：抗病原体（抗菌谱、有效成分、机理）、抗毒素、解热、增强机体免疫功能、抗肿瘤等作用，并举例说明。

2. 答（要点）：黄连对多种细菌、真菌及病毒有抑制作用，低浓度抑菌，高浓度杀菌。其抗菌机理为：（1）破坏细菌结构；（2）抑制细菌糖代谢；（3）抑制细菌核酸及蛋白质合成。

3. 答（要点）：黄芩对多种动物实验性炎症有不同程度的抑制作用（应举例说明）；抗炎机理：主要通过抑制炎症介质的生成和释放而抗炎（应举例说明）；抗炎作用有效成分为黄芩黄酮类（如黄芩苷）。

4. 答（要点）：黄芩的免疫抑制作用环节为：（1）稳定肥大细胞膜，减少炎性介质（SRS－A、组胺等）释放；（2）影响花生四烯酸代谢，抑制炎性介质（PGE_2）的生成。

5. 答（要点）：作用：（1）正性肌力作用；（2）负性频率作用；（3）对心肌电生理的影响：降低自律性、减慢传导、延长不应期、消除折返冲动等；（4）抗心律失常；（5）降压；（6）抗心肌缺血。临床应用：感染性疾病、房性早搏和室性早搏、动脉硬化性脑梗塞、糖尿病、烧伤、消化性溃疡及萎缩性胃炎等。

6. 答（要点）：苦参生物碱对小鼠多种移植性肿瘤（如 S_{180}、U_{14} 等）有抑制作用。其作用环节：（1）诱导癌细胞凋亡；（2）促进癌细胞分化；（3）抑制癌细胞 DNA 合成；（4）直接细胞毒作用。

7. 答（要点）：牡丹皮对中枢神经系统有抑制作用，主要表现为：（1）镇静、催眠、抗惊厥；（2）镇痛；（3）解热与降温。

8. 答（要点）：具有广谱抗菌作用；抗病毒；抗内毒素；抗炎；解热；增强机体免疫功能等。

9. 答（要点）：解热作用特点：缓慢而持久。解热机理：抑制与产热有关的细胞膜上 Na^+，K^+ – ATP 酶活性，使产热减少。

10. 答（要点）：青蒿抗疟原虫作用特点：高效、速效、低毒，缺点是停药后复发率高；其机理是直接杀灭红细胞内期疟原虫，主要是影响疟原虫的膜结构，抑制疟原虫表膜、线粒体膜、核膜、内质网膜功能，阻断以宿主红细胞浆为营养的供给。

第七章　泻　下　药

习题

一、选择题

（一）A₁型题（单项选择题）

1. 芒硝泻下作用的主要成分是（　　）
    A. 氯化钠　　　B. 硫酸钠
    C. 硫酸钙　　　D. 硫酸镁
    E. 氯化钙

2. 泻下药中具有改善肾功能作用的药物是（　　）
    A. 芒硝　　　　B. 番泻叶
    C. 火麻仁　　　D. 大黄
    E. 郁李仁

3. 哪种药物的致泻作用不是因含有强烈刺激肠黏膜的成分所致（　　）
    A. 芫花　　　　B. 巴豆油
    C. 牵牛子　　　D. 商陆
    E. 火麻仁

4. 因含脂肪油滑润肠道而致泻的药物是（　　）
    A. 番泻叶　　　B. 巴豆
    C. 火麻仁　　　D. 芫花
    E. 芒硝

5. 芒硝泻下作用的部位在（　　）
    A. 大肠　　　　B. 空肠
    C. 回肠　　　　D. 全肠管
    E. 直肠

6. 除哪项作用外，均为大黄的主要药理作用（　　）
    A. 泻下作用　　B. 抗感染作用
    C. 镇痛作用　　D. 利胆作用
    E. 止血作用

7. 下列哪项不是大黄止血作用的机理（　　）
    A. 促进血小板聚集
    B. 增加血小板数和纤维蛋白原含量
    C. 使受损伤的局部血管收缩
    D. 补充维生素 K
    E. 降低抗凝血酶Ⅲ活性

8. 大黄提高血浆渗透压，降低血黏度的机理是（　　）
    A. 抑制细胞膜 Na^+，K^+ – ATP 酶
    B. 抑制血小板聚集
    C. 增加血中蛋白质合成
    D. 扩张血管
    E. 保肝、利胆

9. 哪项与大黄抗感染作用无关（　　）
    A. 抗病原微生物
    B. 解热
    C. 抗炎
    D. 提高免疫功能
    E. 抗氧自由基损伤

10. 大黄抗炎作用的机理是（　　）
    A. 收缩血管
    B. 降低 PGE、白三烯 B_4 等活性物质的合成
    C. 促进炎性渗出的吸收
    D. 促进肾上腺皮质激素的释放
    E. 抑制白细胞的游走和吞噬能力

11. 大黄抗炎作用机理主要是（　　）
    A. 抑制花生四烯酸代谢
    B. 兴奋垂体 – 肾上腺皮质系统
    C. 本身具有 ACTH 样作用
    D. 本身具有皮质激素样作用
    E. 以上均非

12. 下述哪项不是大黄的临床应用

（　　）

A. 便秘　　　B. 急性胰腺炎

C. 肠梗阻　　D. 关节炎

E. 急性胆囊炎

13. 大黄保护胃黏膜作用的机理是

（　　）

A. 直接中和胃酸

B. 抑制细胞坏死因子的产生

C. 促进胃黏膜 PGE 生成

D. 抑制抗体生成

E. 抑制胃黏膜 PGE 生成

14. 大黄利尿作用机理是（　　）

A. 增加肾小球滤过率

B. 抑制肾髓质 Na^+，K^+ - ATP 酶，使 Na^+ 重吸收减少，排出增加

C. 对抗醛固酮作用

D. 加强心肌收缩力

E. 抑制集合管对 H_2O 的重吸收

15. 芒硝泻下作用速度与哪一因素有关

（　　）

A. 进食量　　B. 饮水量

C. 性别　　　D. 体重

E. 机体机能状态

16. 番泻叶泻下作用的有效成分主要是

（　　）

A. 番泻苷 A、B

B. 大黄酸

C. 大黄酚

D. 芦荟大黄素

E. 芦荟苦素

17. 芦荟的药理作用有（　　）

A. 解热

B. 止血

C. 改善血液流变性

D. 愈创

E. 镇痛

（二）B_1 型题（每组题的备选答案在前，试题在后。每小题只有 1 个正确答案。

每个答案可被重复选用，也可不被选用）

A. 利尿消肿

B. 抗肿瘤

C. 降血脂

D. 治疗氮质血症

E. 抗炎

1. 大黄降低血中尿素氮和肌酐作用可用于（　　）

2. 大黄抑制肾髓质 Na^+，K^+ - ATP 酶，可（　　）

A. 含结合型蒽苷，使肠管蠕动增加

B. 口服不吸收，因高渗透压使肠容积增大

C. 含脂肪油，使肠道润滑

D. 强烈刺激肠黏膜，产生剧烈泻下作用

E. 以上均无关

3. 大黄产生泻下作用的机理是（　　）

4. 芒硝产生泻下作用的机理是（　　）

A. 大肠　　　B. 小肠

C. 全肠管　　C. 回肠

E. 直肠

5. 大黄泻下作用主要部位是（　　）

6. 芦荟泻下作用主要部位是（　　）

A. 兴奋垂体 - 肾上腺皮质系统

B. 抑制花生四烯酸代谢

C. 收缩血管，减少渗出

D. 促进渗出物的吸收

E. 抑制炎性细胞因子

7. 大黄的抗炎作用机理是（　　）

8. 商陆皂苷抗炎作用机理是（　　）

（三）X 型题（多项选择题。从每小题 5 个备选答案中选出 2～5 个正确的答案）

1. 大黄泻下作用的机理是（　　）

A. 结合型蒽苷还原物刺激肠黏膜

B. 抑制 Na^+ 从肠腔转运至细胞，使腔内渗透压升高，使肠蠕动亢进

C. 含脂肪油可润滑肠道

D. 在肠内不吸收而产生容积性腹泻

E. 刺激肠壁而使肠液分泌增多

2. 大黄止血作用的机理是 (　　)

A. 收缩损伤局部血管

B. 降低血管通透性

C. 增加纤维蛋白原含量

D. 促进骨髓制造血小板

E. 抑制凝血酶活性

3. 因含大量脂肪油而产生弱的泻下作用的药物有 (　　)

A. 大黄　　　B. 芒硝

C. 火麻仁　　D. 牵牛子

E. 郁李仁

4. 大黄抗菌作用较强的主要成分是 (　　)

A. 皂苷　　　B. 芦荟大黄素

C. 大黄素　　D. 大黄酸

E. 鞣质

5. 大黄治疗急性胰腺炎的药理学依据是 (　　)

A. 抑制胰酶活性

B. 抑制幽门螺旋杆菌

C. 促进急性胰腺炎病理损伤恢复

D. 抑制胰腺分泌

E. 抑制前列腺素的合成

6. 大黄治疗氮质血症的作用机理是 (　　)

A. 使肠内氨基酸吸收减少

B. 抑制体蛋白的分解

C. 抑制尿素和肌酐排泄

D. 血中必需氨基酸利用增加

E. 促进肾代偿性肥大

7. 大黄的现代应用有 (　　)

A. 急性胰腺炎

B. 急慢性肾功能衰竭

C. 冠心病心绞痛

D. 菌痢、肠炎

E. 急性上消化道出血

8. 番泻叶的临床应用有 (　　)

A. 急性机械性肠梗阻

B. 急性胰腺炎

C. 上消化道出血

D. 慢性肾功能衰竭

E. 病毒性肝炎

9. 下列哪些药理作用与大黄"活血逐瘀"功效有关 (　　)

A. 改善血液流变性

B. 降低血液黏度

C. 缩短出血时间

D. 促进血小板聚集

E. 改善微循环障碍

二、填空题

1. 大黄治疗急性胰腺炎的药理学基础是_____。

2. 大黄抗菌作用的成分是_____、_____和_____。

3. 大黄止血的成分是_____和_____。

4. 芒硝泻下作用速度与_____有关。

三、判断题

(认为正确的,在题干后括号内打"√";认为错误的,在题干后括号内打"×")

1. 番泻叶泻下作用机理与大黄相同。(　　)

2. 芦荟泻下作用的主要部位在小肠。(　　)

3. 生大黄泻下作用比制大黄强。(　　)

四、问答题

1. 试述泻下药(大黄、番泻叶、芦荟、芒硝、火麻仁、郁李仁、牵牛子)产生泻下作用的成分和作用机理。

2. 大黄泻下作用的特点、有效成分及作用机理是什么？

3. 试述大黄对血液系统的作用和作用机理。

4. 试述泻下药的主要药理作用。

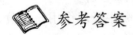 参考答案

一、选择题

（一）A₁型题

1. B　　2. D　　3. E　　4. C　　5. D

6. C　　7. D　　8. A　　9. E　　10. B

11. A　　12. D　　13. C　　14. B　　15. B

16. A　　17. D

（二）B₁型题

1. D　　2. A　　3. A　　4. B　　5. A

6. A　　7. B　　8. A

（三）X型题

1. AB　　2. ABCD　　3. CE　　4. BCD

5. AC　　6. ABD　　7. ABDE　　8. ABCD

9. ABE

二、填空题

1. 抑制胰酶活性

2. 大黄酸；大黄素；芦荟大黄素

3. 没食子酸；d－儿茶素

4. 饮水量

三、判断题

1. √　　2. ×　　3. √

四、问答题

1. 答（要点）：（1）大黄、番泻叶、芦荟：泻下成分是结合型蒽苷，为刺激性泻药。（2）芒硝：泻下成分是硫酸钠，为容积性泻药。（3）火麻仁、郁李仁：泻下成分是脂肪油，为润滑性泻药。（4）牵牛子：泻下成分为牵牛子苷，为肠黏膜强刺激性泻药。

2. 答（要点）：大黄泻下作用部位主要在大肠，口服 $6 \sim 8$ 小时产生泻下作用，主要成分为结合型蒽苷。作用机理：①使肠平滑肌 M 受体兴奋；②刺激肠壁神经丛；③抑制肠平滑肌 Na^+，$K^+ - ATP$ 酶。

3. 答（要点）：（1）止血：机理是促进血小板黏附和聚集，增加纤维蛋白原含量和血小板数，降低抗凝血酶Ⅲ活性，收缩损伤的局部血管。（2）改善血液流变性：降低血液黏度，使血液稀释，改善微循环障碍。

4. 答（要点）：从泻下作用、利尿作用、抗病原体作用、抗炎作用、抗肿瘤作用叙述。应举例说明不同的泻下作用方式（刺激性、容积性、润滑性）。

第八章 祛风湿药

习题

一、选择题

（一）A₁型题（单项选择题）

1. 粉防己碱抗炎作用机理是（　　）
   A. 兴奋垂体－肾上腺皮质功能
   B. 促进中性白细胞游走
   C. 抑制前列腺素的合成
   D. 抑制中枢神经系统
   E. 以上均非

2. 雷公藤抗炎作用机理与下列哪个药作用相似（　　）
   A. 秦艽　　　B. 臭梧桐
   C. 威灵仙　　D. 独活
   E. 以上均非

3. 防己降压作用的主要机理是（　　）
   A. 兴奋血管壁 M 受体
   B. 钙通道阻滞作用
   C. 阻断血管壁 α 受体
   D. 神经节阻断作用
   E. 肾上腺素能神经阻滞作用

4. 粉防己碱抗心律失常的主要机理是（　　）
   A. 阻滞心肌细胞钠离子内流
   B. 促进心肌细胞钾离子内流
   C. 延长心肌动作电位时程
   D. 抑制心肌细胞外钙离子内流和细胞内钙的释放
   E. 阻滞心肌细胞 β 受体

5. 防己的下述作用中哪个是错误的（　　）
   A. 抗过敏　　B. 抗肿瘤

C. 升高血糖　　D. 防治矽肺
   E. 镇痛

6. 下列哪项是五加皮抗炎作用的机理（　　）
   A. 抑制中性白细胞游走
   B. 抑制溶酶体酶释放
   C. 抑制炎症介质的释放
   D. 抑制垂体－肾上腺皮质系统
   E. 收缩血管减少渗出

7. 秦艽抗炎作用的成分主要是（　　）
   A. 多糖类　　　B. 挥发油
   C. 秦艽碱甲　　D. 秦艽碱乙
   E. 秦艽碱丙

8. 青风藤碱与乌头碱的镇痛作用部位在（　　）
   A. 中枢神经系统
   B. 心血管系统
   C. 内分泌系统
   D. 外周神经系统
   E. 以上均非

9. 独活抗炎作用的主要成分是（　　）
   A. 东莨菪素
   B. 二氢欧山芹醇
   C. 甲氧基欧芹酚
   D. 花椒毒素
   E. 欧芹酚甲醚

10. 秦艽升高血糖的作用机理是（　　）
    A. 促进糖吸收
    B. 促进肾上腺素的释放
    C. 抑制糖酵解
    D. 抑制组织对糖的利用
    E. 促进糖的异生

11. 秦艽临床用于治疗（　　）

A. 胃溃疡

B. 冠心病

C. 失眠

D. 风湿性和类风湿性关节炎

E. 以上均非

12. 下列哪项不是五加皮的药理作用（　　）

A. 抗炎　　　B. 抗镉致突变

C. 抗应激　　D. 性激素样作用

E. 升血糖

13. 雷公藤抗肿瘤作用的成分是（　　）

A. 雷公藤春碱

B. 雷公藤甲素

C. 雷公藤晋碱

D. 雷公藤辛碱

E. 以上均非

（二）B₁型题（每组题的备选答案在前，试题在后。每小题只有1个正确答案。每个答案可被重复选用，也可不被选用）

A. 直接增强肾上腺皮质功能

B. 增加中性白细胞游走

C. 本身具有 ACTH 样作用

D. 稳定细胞膜减少致炎物质的释放

E. 以上均非

1. 粉防己碱抗炎作用机理是（　　）

2. 秦艽碱甲抗炎作用机理是（　　）

A. 二萜类化合物衍生物

B. 总皂苷

C. 生物碱

D. 二氢欧山芹醇

E. γ - 氨基丁酸

3. 五加皮中增强机体免疫功能的成分是（　　）

4. 独活中抑制血小板聚集的成分是（　　）

（三）X型题（多项选择题。从每小题5个备选答案中选出 2~5 个正确的答案）

1. 秦艽碱甲的中枢作用表现在（　　）

A. 镇静作用　　B. 镇痛作用

C. 解热作用　　D. 抗精神病作用

E. 镇咳作用

2. 祛风湿药的主要药理作用有（　　）

A. 发汗作用　　B. 免疫抑制或促进

C. 镇痛作用　　D. 抗炎作用

E. 解热作用

3. 哪些实验证明粉防己碱的抗炎作用主要与兴奋肾上腺皮质功能有关（　　）

A. 血中 PG 的含量减少

B. 降低大鼠肾上腺中维生素 C 含量

C. 肾上腺重量增加

D. 切除双侧肾上腺后抗炎作用消失

E. 以上均非

4. 粉防己碱降压作用机理可能通过（　　）

A. 兴奋血管壁 M 受体

B. 阻断血管壁 α 受体

C. 扩张血管

D. 钙通道阻滞作用

E. 负性肌力作用

5. 独活对心血管系统的作用是（　　）

A. 降低血压

B. 扩张冠脉

C. 增强心肌收缩力

D. 抑制血小板聚集

E. 抗心律失常

6. 五加皮具有哪些药理作用（　　）

A. 抗炎

B. 强心

C. 性激素样作用

D. 降血糖

E. 抗心肌缺血

二、填空题

1. 雷公藤对生殖系统的毒性是_____。

2. 五加皮益肝肾，强筋骨功效与_____、_____和_____作用相关。

3. 秦艽可使血糖_____，同时使肝糖原_____。

三、判断题

（认为正确的，在题干后括号内打"√"；认为错误的，在题干后括号内打"×"）

1. 祛风湿药及有效成分均对机体免疫功能有抑制作用。（　　）

2. 秦艽、五加皮、雷公藤的抗炎作用机理相似。（　　）

3. 防己除治疗风湿病外还可用于矽肺的治疗。（　　）

四、问答题

1. 常用祛风湿药抗炎作用表现有哪些? 举例说明主要作用环节。

2. 举例说明祛风湿药对机体免疫功能有何影响。

3. 分析秦艽升血糖作用的特点和作用机理。

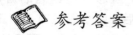 参考答案

一、选择题

（一）A₁型题

1. A　　2. A　　3. B　　4. D　　5. C
6. C　　7. C　　8. A　　9. C　　10. B
11. D　　12. E　　13. B

（二）B₁型题

1. A　　2. C　　3. B　　4. D

（三）X型题

1. ABC　　2. BCD　　3. BCD　　4. CD
5. AE　　6. ACD

二、填空题

1. 男性不育；女性月经紊乱或闭经

2. 促进 DNA 合成；性激素样作用；抗应激作用

3. 上升；下降

三、判断题

1. ×　　2. √　　3. √

四、问答题

1. 答（要点）：（1）抗炎作用表现为抑制急性炎症模型和慢性增生性炎症模型。（2）作用环节：①兴奋垂体－肾上腺皮质系统（秦艽、五加皮、雷公藤）；②兴奋下丘脑、垂体，使 ACTH 分泌增多，产生 ACTH 样作用（秦艽）；③直接抑制炎性物质释放（雷公藤甲素、粉防己碱）。

2. 答（要点）：大多数祛风湿药（如雷公藤、五加皮、独活、　莶草、青风藤等）抑制机体免疫功能，少数对机体免疫功能有促进作用（如细柱五加皮总皂苷和多糖）。

3. 答（要点）：给药后30分钟血糖显著升高，同时肝糖原下降作用维持3小时。秦艽碱甲兴奋肾上腺髓质，促进肾上腺素的释放而产生升血糖作用。

第九章 芳香化湿药

习题

一、选择题

（一）A₁型题（单项选择题）

1. 芳香化湿药的健胃驱风功效与下列哪项药理作用有关（　　）
    A. 抑制胃液分泌
    B. 刺激或调整胃肠运动功能
    C. 抗菌
    D. 降血压
    E. 镇痛

2. 厚朴促进消化液分泌作用的主要成分是（　　）
    A. 挥发油　　　B. 异厚朴酚
    C. 和厚朴酚　　D. 厚朴酚
    E. 四氢厚朴酚

3. 茅苍术所含β-桉叶醇抑制胃酸分泌的作用机理是（　　）
    A. 阻断胃壁细胞 M 受体
    B. 阻断胃壁细胞 H₂受体
    C. 直接松弛胃平滑肌
    D. 兴奋胃壁细胞 α 受体
    E. 以上均非

4. 下列哪项是苍术的药理作用（　　）
    A. 抗溃疡　　B. 抗心律失常
    C. 抗休克　　D. 利尿
    E. 中枢兴奋

5. 广藿香促进胃液分泌作用的成分是（　　）
    A. 挥发油　　　B. 苯甲醛
    C. 丁香油酚　　D. 桂皮醛
    E. 广藿香吡啶

6. 下列除哪项外，均是与厚朴燥湿、消积、行气功效相关的药理作用（　　）
    A. 调整胃肠运动
    B. 促进消化液分泌
    C. 抗溃疡
    D. 保肝
    E. 肌肉松弛

7. 厚朴对胃肠运动的影响与剂量有关，表现在（　　）
    A. 小剂量、大剂量均兴奋
    B. 小剂量兴奋、大剂量抑制
    C. 小剂量、大剂量均抑制
    D. 小剂量抑制、大剂量兴奋
    E. 以上均非

8. 芳香化湿药的药理作用多与所含挥发油有关，因此入药需（　　）
    A. 久煎　　　B. 先煎
    C. 不宜久煎　D. 后下
    E. 不宜混煎

（二）B₁型题（每组题的备选答案在前，试题在后。每小题只有 1 个正确答案。每个答案可被重复选用，也可不被选用）
    A. 厚朴酚
    B. β-桉叶醇
    C. 木兰箭毒碱（厚朴碱）
    D. 苍术酮
    E. 丁香油酚

1. 具有中枢性肌肉松弛作用的成分是（　　）

2. 具有非去极化型肌松作用的成分是（　　）
    A. 抗溃疡　　B. 保肝
    C. 抗肿瘤　　D. 促进骨骼钙化
    E. 促进消化液分化

3. 苍术所含挥发油和维生素 D，具有何种药理作用（　　）

4. 厚朴、广藿香共有的药理作用是（　　）

（三）X 型题（多项选择题。从每小题 5 个备选答案中选出 2～5 个正确的答案）

1. 芳香化湿药抗溃疡作用机理是（　　）

    A. 增强胃黏膜保护作用

    B. 直接中和胃酸

    C. 抑制胃酸分泌过多

    D. 阻断胃壁细胞 H_2 受体

    E. 局部收敛作用

2. 厚朴中具有肌松作用的成分是（　　）。

    A. β－桉叶醇　　　B. 厚朴酚

    C. 和厚朴酚　　　D. 木兰箭毒碱

    E. 四氢厚朴酚

二、填空题

1. 与芳香化湿药疏畅气机、健脾醒胃功效相关的药理作用是 ＿＿＿＿、＿＿＿＿、＿＿＿＿和＿＿＿＿。

2. 厚朴抑制血小板聚集作用的主要成分是＿＿＿＿和＿＿＿＿。

三、问答题

1. 举例说明厚朴对胃肠运动的影响与剂量有关。

2. 试述与芳香化湿药疏畅气机、宣化湿浊、健脾醒胃功效相关的药理作用。

3. 简述芳香化湿药的主要药理作用。

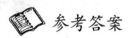 参考答案

一、选择题

（一）A₁ 型题

1. B　　2. A　　3. B　　4. A　　5. A

6. E　　7. B　　8. C

（二）B₁ 型题

1. A　　2. C　　3. D　　4. E

（三）X 型题

1. ACD　　　2. BCD

二、填空题

1. 调整肠胃运动功能；促进消化液分泌；抗溃疡；抗病原微生物

2. 厚朴酚；和厚朴酚

三、问答题

1. 答（要点）：小剂量兴奋，大剂量抑制（举例）。

2. 答（要点）：调整肠胃运动功能，促进消化液分泌，抗溃疡，保肝，抗病原微生物，抗炎，镇痛等作用。

3. 答（要点）：（1）调整胃肠运动功能；（2）促进消化液分泌；（3）抗溃疡（增强胃黏膜保护作用、抑制胃酸分泌过多）；（4）抗病原微生物。

第十章　利水渗湿药

习题

一、选择题

（一）A₁型题（单项选择题）

1. 下列哪种药物成分的利尿作用与其抗醛固酮活性有关（　　）
   A. 半边莲　　B. 泽泻
   C. 木通　　　D. 茯苓
   E. 猪苓

2. 茵陈保肝作用的有效成分是（　　）
   A. 茵陈烯酮
   B. β-蒎烯
   C. 6，7-二甲氧基香豆素
   D. 茵陈炔酮
   E. 胆碱

3. 泽泻利尿作用的机理是（　　）
   A. 增加心钠素（ANF）的含量
   B. 具有对抗去氧皮质酮作用
   C. 增加肾小球的滤过率
   D. 增加肾小管对 Na^+ 的再吸收
   E. 以上均非

4. 茯苓促进机体免疫功能的有效成分是（　　）
   A. 钾盐　　　B. 茯苓多糖
   C. 卵磷脂　　D. 茯苓酸
   E. 组氨酸

5. 下列哪种药物具有明显降血脂及抗脂肪肝作用（　　）
   A. 泽泻　　　B. 萹蓄
   C. 玉米须　　D. 瞿麦
   E. 金钱草

6. 泽泻的利尿作用与采收季节的关系是（　　）
   A. 春季采收作用强
   B. 秋季采收作用强
   C. 夏季采收作用强
   D. 冬季采收作用强
   E. 一年四季采收作用相同

7. 茵陈抗菌作用的有效成分是（　　）
   A. 茵陈炔酮
   B. β-蒎烯
   C. 6，7-二甲氧基香豆素
   D. 茵陈色原酮
   E. 蓟黄素

8. 茵陈保肝作用的机理主要是（　　）
   A. 生物膜保护作用
   B. 兴奋垂体-肾上腺皮质系统
   C. 水解生成葡萄糖醛酸
   D. 降血脂和防止脂肪肝形成
   E. 抑制葡萄糖醛酸酶，减少葡萄糖醛酸分解，加强肝脏解毒能力

9. 猪苓利尿作用的机理主要是（　　）
   A. 增加肾小球滤过率
   B. 抑制肾小管对水和电解质的重吸收
   C. 抗醛固酮作用
   D. 直接抑制 K^+ - Na^+ 交换
   E. 含较高量的钾盐

10. 茯苓所含茯苓素的利尿作用机理主要是（　　）
    A. 促进肾小球滤过
    B. 醛固酮受体拮抗作用
    C. 抑制集合管对水重吸收
    D. 抑制髓袢升支对钠离子的重吸收
    E. 以上均非

11. 下列哪项不是茯苓的药理作用

（   ）

    A. 抗休克

    B. 增强机体免疫功能

    C. 抗肝硬化

    D. 抗肿瘤

    E. 抗中毒性耳损伤

12. 猪苓抗肿瘤作用有效成分是
（   ）

    A. 猪苓多糖   B. 猪苓酸 A

    C. 猪苓酸 C   D. 角甾醇

    E. 以上均非

13. 下列哪项不是茵陈保肝作用的环节
（   ）

    A. 诱导肝药酶

    B. 增强肝脏解毒功能

    C. 保护肝细胞膜的完整

    D. 促进肝细胞的再生

    E. 增强机体非特异性免疫功能

14. 下列哪个成分不是茵陈利胆的有效
成分（   ）

    A. 6，7 - 二甲氧基香豆素

    B. 茵陈色原酮

    C. 茵陈黄酮

    D. 茵陈二炔酮

    E. β - 蒎烯

15. 泽泻的临床应用是（   ）

    A. 胆道蛔虫症

    B. 高脂血症

    C. 支气管哮喘

    D. 小儿流涎

    E. 休克

16. 茵陈可用于治疗（   ）

    A. 美尼尔氏病   B. 高胆固醇血症

    C. 精神分裂症   D. 冠心病心绞痛

    E. 支气管哮喘

17. 茯苓抗肝硬化作用的表现是
（   ）

    A. 使肝内胶原含量增加

    B. 使尿羟脯氨酸排出量减少

    C. 抑制肝胶原蛋白降解

    D. 促进肝纤维组织重吸收

    E. 以上均非

18. 茯苓现代用于治疗（   ）

    A. 支气管哮喘   B. 感染性休克

    C. 高脂血症   D. 冠心病心绞痛

    E. 精神分裂症

（二）B₁ 型题（每组题的备选答案在
前，试题在后。每小题只有 1 个正确答案。
每个答案可被重复选用，也可不被选用）

    A. 茯苓素

    B. 6，7 - 二甲氧基香豆素

    C. 天门冬酰胺

    D. 茵陈炔酮

    E. β - 茯苓聚糖

1. 茯苓利尿作用的有效成分是（   ）

2. 茵陈抗菌作用的有效成分是（   ）

    A. 降血脂   B. 解热

    C. 降血压   D. 增强免疫功能

    E. 利胆

3. 茯苓、猪苓共有的药理作用是
（   ）

4. 茵陈、玉米须共有的药理作用是
（   ）

    A. 抑制机体免疫功能

    B. 抑制肿瘤细胞的 DNA 合成

    C. 直接杀灭癌细胞

    D. 增强肿瘤细胞的免疫原性

    E. 抑制非特异性免疫功能

5. 茯苓抗肿瘤作用的机理是（   ）

6. 猪苓抗肿瘤作用的机理是（   ）

（三）X 型题（多项选择题。从每小题
5 个备选答案中选出 2～5 个正确的答案）

1. 茯苓利尿作用的特点是（   ）

    A. 起效慢，持续时间短

    B. 急性实验利尿作用迅速

    C. 对健康人利尿作用不明显

D. 利尿作用受动物种属的影响

E. 利尿作用维持时间长

2. 茯苓多糖增强机体免疫功能表现在（　　）

A. 使胸腺、淋巴结重量明显增加

B. 拮抗强的松对巨噬细胞功能的抑制作用

C. 提高巨噬细胞的吞噬功能

D. 使玫瑰花环形成率增加

E. 使小鼠脾脏抗体分泌细胞数减少

3. 利水渗湿药的消肿、通淋功效与药物具有的哪些药理作用有关（　　）

A. 降血压作用

B. 利尿作用

C. 利胆作用

D. 抗菌作用

E. 影响机体免疫功能

4. 泽泻降血脂、抗脂肪肝作用表现是（　　）

A. 使实验性高脂血症动物血清胆固醇含量降低

B. 使实验性高脂血症动物肝脂肪变减轻

C. 防止主动脉硬化斑块形成

D. 降低血清高密度脂蛋白含量

E. 降低血清血脂含量

5. 茵陈保肝作用表现在（　　）

A. 肝蛋白含量减少

B. 血清 ALT 水平下降

C. 减轻肝细胞肿胀

D. 肝细胞中 DNA、RNA 合成减少

E. 减轻肝脂肪病变

6. 泽泻的药理作用有（　　）

A. 利尿　　　B. 抗癌

C. 升血压　　D. 降血脂

E. 抗实验性肾结石

7. 茵陈对心血管系统的作用是（　　）

A. 降血压

B. 抗动脉粥样硬化

C. 增加冠脉流量

D. 强心

E. 降低心肌耗氧量

8. 猪苓抗肿瘤作用机理是（　　）

A. 抑制肿瘤细胞内 DNA 合成

B. 促进肿瘤组织内血管生成

C. 干扰肿瘤细胞的代谢

D. 适应原样作用

E. 增强机体免疫功能

9. 猪苓增强机体免疫功能的表现有（　　）

A. 增强网状内皮系统吞噬功能

B. 促进 B 细胞有丝分裂

C. 促进 T 细胞增殖反应

D. 增强迟发型超敏反应

E. 增强细胞毒 T 细胞的杀伤活性

10. 茵陈的现代应用有（　　）

A. 胆道蛔虫症

B. 高胆固醇血症

C. 胆石症

D. 痤疮

E. 佝偻病

二、填空题

1. 猪苓的现代临床应用是_____、_____和_____。

2. 茵陈抗菌的有效成分是_____、_____和_____。

三、判断题

（认为正确的，在题干后括号内打"√"；认为错误的，在题干后括号内打"×"）

1. 春季采集的泽泻利尿作用强。（　　）

2. 泽泻的抗炎作用机理为通过兴奋垂体 – 肾上腺皮质系统间接发挥作用。（　　）

3. 茵陈能抑制 β－葡萄糖醛酸酶，减少葡萄糖醛酸分解，从而增强肝脏解毒功能。（　　）

四、问答题

1. 试述茯苓、猪苓、泽泻利尿作用特点及作用机理。

2. 简述泽泻降血脂、抗脂肪肝作用的表现及其作用机理。

3. 简述茵陈保肝作用和作用机理。

4. 简述利水渗湿药的主要药理作用。

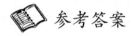参考答案

一、选择题

（一）A₁型题

1. D　　2. C　　3. A　　4. B　　5. A
6. D　　7. A　　8. E　　9. B　　10. B
11. A　　12. A　　13. E　　14. E　　15. B
16. B　　17. D　　18. E

（二）B₁型题

1. A　　2. D　　3. D　　4. E　　5. B
6. B

（三）X型题

1. CD　　2. ABCD　　3. BD　　4. ABCE
5. BCE　　6. ADE　　7. AB　　8. AE
9. ABCDE　10. ABCD

二、填空题

1. 肝炎；银屑病；肿瘤

2. 茵陈炔酮；对羟基苯乙酮；挥发油

三、判断题

1. ×　　2. ×　　3. √

四、问答题

1. 答（要点）：（1）利尿作用特点：均有不同程度利尿作用，其中猪苓、泽泻作用较强。（2）利尿作用机理：猪苓、泽泻抑制肾小管对钠离子重吸收；茯苓素抗醛固酮作用；泽泻增加心钠素的含量。

2. 答（要点）：泽泻多种制剂可降低实验性高血脂动物血清胆固醇、甘油三酯、低密度脂蛋白含量；降低实验性脂肪肝的肝内脂肪含量，抑制脂肪在肝内蓄积，发挥抗脂肪肝作用。作用机理为抑制小肠对胆固醇的吸收和小肠胆固醇酯化。

3. 答（要点）：（1）茵陈对多种肝损伤模型有保护作用：降低转氨酶；减轻肝细胞病理损伤（如减轻肝细胞肿胀、气球样变、脂肪变和坏死程度）。（2）作用机理：与诱导肝药酶和抑制 β－葡萄糖醛酸酶，增强肝脏的解毒功能，保护肝细胞膜的完整和促进肝细胞再生等。

4. 答（要点）：（1）利尿作用及作用机理；（2）抗病原微生物；（3）利胆、保肝；（4）抗肿瘤、增强机体免疫功能等作用。

第十一章 温里药

习题

一、选择题

(一) A₁型题 (单项选择题)

1. 与温里药"助阳气"功效有关的药理作用是 (　　)
　　A. 镇痛
　　B. 抗心律失常
　　C. 平喘
　　D. 抗炎
　　E. 强心、扩张血管、增加血流量

2. 与温里药主治里寒证"水谷不化,脘腹胀痛"无关的药理作用是 (　　)
　　A. 对胃肠功能无影响
　　B. 增强胃肠功能
　　C. 增加胃酸分泌
　　D. 抗溃疡
　　E. 增高消化酶活性

3. 附子的药理作用是 (　　)
　　A. 抑菌　　B. 解热
　　C. 利尿　　D. 通便
　　E. 抗炎

4. 附子的药理作用是 (　　)
　　A. 利胆　　B. 平喘
　　C. 镇吐　　D. 增强免疫功能
　　E. 祛痰

5. 附子强心作用的有效成分是 (　　)
　　A. 氢氰酸　　B. 乌头碱
　　C. 乌药碱　　D. 去甲乌药碱
　　E. N－甲基酪胺

6. 无镇吐作用的温里药是 (　　)
　　A. 附子　　B. 肉桂

C. 干姜　　D. 吴茱萸
E. 丁香

7. 附子毒性作用的成分是 (　　)
　　A. 去甲乌药碱
　　B. 乌头碱
　　C. 消旋去甲乌药碱
　　D. 氯化甲基多巴胺
　　E. 挥发油

8. 与肉桂"补火助阳"功效无关的药理作用是 (　　)
　　A. 促进肾上腺皮质功能
　　B. 改善性功能
　　C. 抗寒冷
　　D. 增加血流量
　　E. 以上均非

9. 附子中毒的主要症状是 (　　)
　　A. 溶血　　B. 高热
　　C. 口舌发麻　　D. 血尿
　　E. 便血

10. 下列哪项实验与附子"回阳救逆"的功效有关 (　　)
　　A. 抗休克实验
　　B. 抗炎实验
　　C. 耐缺氧实验
　　D. 对胃肠道影响的实验
　　E. 对血液流变学影响的实验

11. 附子现代用于治疗 (　　)
　　A. 高血压
　　B. 病态窦房结综合征
　　C. 肝炎
　　D. 尿道炎
　　E. 肺炎

12. 下列哪项不是肉桂的临床应用 (　　)

A. 腰痛

B. 慢性支气管炎

C. 支气管哮喘

D. 面神经麻痹

E. 高血压

13. 下列哪项不是附子的毒副反应（　　）

A. 恶心呕吐　　B. 手足抽搐

C. 高热　　　　D. 全身发麻

E. 心电图异常

14. 与附子"回阳救逆"功效有关的药理作用是（　　）

A. 镇痛　　　　B. 抗寒冷

C. 增强免疫　　D. 抗休克

E. 以上均非

15. 与附子"补阳助火"功效有关的药理作用是（　　）

A. 抗炎　　　　B. 局部麻醉

C. 耐缺氧　　　D. 镇痛

E. 增强肾上腺皮质功能

16. 与附子"逐风寒湿邪"功效有关的药理作用是（　　）

A. 强心

B. 抗休克

C. 抗心律失常

D. 镇痛

E. 增强机体免疫功能

17. 下列哪项不是附子的不良反应（　　）

A. 口舌发麻　　B. 呕吐腹痛

C. 血压下降　　D. 心脏毒性

E. 肝肾毒性

18. 下列哪项不是温里药的主要药理作用（　　）

A. 抗休克

B. 增强胃肠运动

C. 兴奋交感神经

D. 兴奋子宫

E. 镇痛

19. 下列哪项药理作用与温里药"温中止痛"功效无关（　　）

A. 抗溃疡　　B. 增强胃肠功能

C. 抗炎　　　D. 镇痛

E. 强心

20. 下列哪项药理作用与干姜"温中散寒"功效无关（　　）

A. 强心

B. 胃肠解痉

C. 止吐

D. 抗炎、镇痛

E. 增强胃肠消化机能

21. 肉桂扩张血管，增加冠脉和脑血流量作用的有效成分是（　　）

A. 乙酸苯丙酯　　B. 桂皮醛

C. 多糖　　　　　D. 肉桂苷

E. 香豆素

22. 下列哪项不是吴茱萸的药理作用（　　）

A. 抗溃疡

B. 兴奋肾上腺皮质功能

C. 抗炎

D. 镇痛

E. 以上均非

23. 吴茱萸的临床应用是（　　）

A. 休克　　　　B. 腰腿痛

C. 胃肠疾病　　D. 感冒

E. 尿道炎

24. 下列哪项药理作用与干姜"温中散寒"的功效不符合（　　）

A. 促进胃肠消化功能

B. 对多种实验性胃溃疡有抑制作用

C. 对 Ach 引起的肠管痉挛有抑制作用

D. 可抑制硫酸铜的催吐作用

E. 抗血栓形成作用

25. 在肉桂抗胃溃疡作用的叙述中，错

误的说法是（　　）

    A. 对实验性动物胃溃疡有抑制作用

    B. 抑制大鼠胃酸分泌

    C. 增高胃蛋白酶活性

    D. 增加胃黏膜血流量

    E. 以上均非

（二）B₁型题（每组题的备选答案在前，试题在后。每小题只有1个正确答案。每个答案可被重复选用，也可不被选用）

    A. 挥发油　　　　B. 乌头碱

    C. 去甲乌药碱　　D. 中乌头碱

    E. 次乌头碱

1. 肉桂增强胃肠机能的有效成分是（　　）

2. 附子强心作用的有效成分是（　　）

    A. 心肌炎

    B. 快速型心律失常

    C. 腰痛

    D. 急性胃肠炎

    E. 月经不调

3. 附子的临床应用是（　　）

4. 肉桂的临床应用是（　　）

    A. 平喘　　　　B. 降血压

    C. 抗休克　　　D. 抗腹泻

    E. 降血压

5. 与附子"回阳救逆"功效有关的药理作用是（　　）

6 与吴茱萸"温中止泻"功效有关的药理作用是（　　）

    A. 抗菌　　B. 抗炎、镇痛

    C. 强心　　D. 加重阴虚证

    E. 加重阳虚证

7. 与附子"逐风寒湿邪"功效有关的药理作用是（　　）

8. 与干姜"温中散寒"功效有关的作用是（　　）

（三）X型题（多项选择题。从每小题5个备选答案中选出2~5个正确的答案）

1. 温里药的主要药理作用是（　　）

    A. 强心

    B. 扩张血管，改善循坏

    C. 健胃驱风

    D. 止咳平喘

    E. 抑制胃肠运动

2. 能反映温里药"回阳救逆"功效的药理作用是（　　）

    A. 强心

    B. 扩张血管，增加血流量

    C. 抗休克

    D. 兴奋交感神经，使产热增加

    E. 兴奋胃肠运动

3. 附子中毒的症状有（　　）

    A. 高热

    B. 口舌及全身发麻

    C. 恶心呕吐

    D. 呼吸困难

    E. 心电图异常

4. 研究温里药"回阳救逆"功效，常用的实验方法是（　　）

    A. 对血液流变学影响的实验

    B. 强心作用实验

    C. 抗休克实验

    D. 影响血流动力学实验

    E. 影响消化系统的实验

5. 与附子"逐风寒湿邪"功效有关的药理作用是（　　）

    A. 增强机体免疫功能

    B. 抗寒冷

    C. 镇痛

    D. 抗炎

    E. 局部麻醉

6. 与肉桂"补火助阳"功效有关的药理作用是（　　）

    A. 兴奋交感神经

    B. 扩张外周血管，降低血压

    C. 增加血流量

D. 兴奋肾上腺皮质功能

E. 抗炎

7. 与干姜"温中散寒"功效有关的药理作用是（   ）

    A. 抗炎   B. 镇痛

    C. 胃肠解痉   D. 抗溃疡

    E. 促进胃肠消化机能

8. 与干姜"回阳通脉"功效有关的作用是（   ）

    A. 强心

    B. 抗血栓

    C. 扩张血管，增加血流量

    D. 抗溃疡

    E. 止吐、助消化

9. 附子改善阳虚证（动物模型）作用的表现是（   ）

    A. 减少 M 受体数量

    B. 降低 cGMP 系统的反应性

    C. 升高脑组织去甲肾上腺素（NA）的含量

    D. 升高脑组织多巴胺（DA）的含量

    E. 升高脑组织 5 - 羟色胺（5 - HT）的含量

10. 下列哪些是附子对心血管系统的药理作用（   ）

    A. 增强心肌收缩力

    B. 抗休克

    C. 抗心律失常

    D. 抗心肌缺血

    E. 抑制寒冷引起的体温下降

二、填空题

1. 附子治疗"亡阳证"，主要与其_____作用有关。

2. 温里药对胃肠运动的影响主要是_____。

3. 生附子含有大量_____，对心脏

有毒性。

4. 从附子中提取的_____是附子强心成分之一。

5. 附子对垂体后叶素所致的心肌缺血有_____作用。

6. 附子不良反应的典型症状是_____。

7. 附子的抗炎作用机理主要是兴奋_____所致。

8. 附子可_____阴虚证。

9. 干姜保护胃黏膜，促进消化与其_____功效有关。

10. 干姜强心、升高血压与其_____功效有关。

11. 附子用于_____型的心律失常。

三、判断题

（认为正确的，在题干后括号内打"√"；认为错误的，在题干后括号内打"×"）

1. 附子有抗心律失常的作用，故可使心率减慢。（   ）

2. 附子的抗炎作用是通过多途径实现的。（   ）

3. 干姜、肉桂有抗血栓形成的作用。（   ）

4. 干姜的抗炎作用与促进肾上腺皮质功能相关。（   ）

5. 干姜辛温，无利胆保肝作用。（   ）

6. 吴茱萸有助阳功效，故有强心和抗心肌缺血的药理作用。（   ）

四、问答题

1. 简述附子回阳救逆的药理依据。

2. 简述附子的不良反应。

3. 简述干姜温中散寒的药理依据。

4. 简述温里药与理气药对胃肠系统作

用的异同。

5. 详述温里药的主要药理作用。

6. 详述附子的主要药理作用。

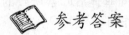 参考答案

一、选择题

（一）A₁型题

1. E   2. A   3. E   4. D   5. D

6. A   7. B   8. E   9. C   10. A

11. B   12. E   13. C   14. D   15. E

16. D   17. E   18. D   19. E   20. A

21. B   22. B   23. C   24. E   25. C

（二）B₁型题

1. A   2. C   3. C   4. C   5. C

6. D   7. B   8. B

（三）X型题

1. ABC   2. ABCD   3. BCDE

4. BCD   5. BCD   6. ACD

7. ABCDE   8. ABC   9. ABCD

10. ABCD

二、填空题

1. 抗休克

2. 增强胃肠运动功能，健胃驱风

3. 乌头碱

4. 去甲乌药碱

5. 对抗

6. 口舌及全身发麻

7. 肾上腺皮质功能

8. 恶化

9. 温中散寒

10. 回阳通脉

11. 缓慢

三、判断题

1. ×   2. √   3. √   4. √   5. ×   6. √

四、问答题

1. 答（要点）：（1）强心；（2）扩张血管、增加血流，使心排出量、冠状动脉血流量、脑血流量和股动脉血流明显增加；（3）抗休克；（4）抗心律失常；（5）心肌保护作用；（6）抗寒冷，提高耐缺氧能力等。

2. 答（要点）：由乌头碱引起，神经系统反应，消化系统反应，循环系统反应。其中毒的典型症状：口舌全身发麻，严重者可致心脏骤停。

3. 答（要点）：促进胃肠消化机能，胃肠解痉，抗溃疡，止吐，抗炎，镇痛。

4. 答（要点）：均有兴奋作用，理气药双向调节，温里药健胃驱风。

5. 答（要点）：对心血管（强心、抗缓慢型心律失常、抗心肌缺血、改善循环、抗休克）；对消化系统（健胃驱风，促消化、利胆、镇吐）；兴奋肾上腺皮质，兴奋中枢神经，增加产热抗寒冷，抗炎，镇痛。

6. 答（要点）：强心，抗休克，抗心律失常，抗心肌缺血，耐缺氧，增强机体免疫功能，抗寒冷，增强肾上腺皮质功能，抗炎，镇痛，局部麻醉，兴奋胃肠。

第十二章 理 气 药

习题

一、选择题

（一）A₁型题（单项选择题）

1. 哪种理气药具有雌激素样作用
（   ）
    A. 木香   B. 陈皮
    C. 香附   D. 枳壳
    E. 青皮

2. 青皮祛痰作用的有效成分是（   ）
    A. 枸橼酸   B. N－甲基酪胺
    C. 柠檬烯   D. 黄酮苷
    E. 柑橘素

3. 枳壳通过哪种途径给药具有升压作
用（   ）
    A. 肌注   B. 皮下
    C. 口服   D. 静脉
    E. 黏膜

4. 青皮升压作用的有效成分是（   ）
    A. N－甲基酪胺   B. 对羟福林
    C. 黄酮苷   D. 柠檬酸
    E. 柠檬醛

5. 陈皮升压作用的有效成分是（   ）
    A. 对羟福林   B. 柠檬醛
    C. 黄酮苷   D. 柠檬酸
    E. 以上均非

6. 青皮的主要药理作用是（   ）
    A. 降血糖   B. 利胆
    C. 降血压   D. 利尿
    E. 泻下

7. 陈皮的主要药理作用是（   ）
    A. 祛痰平喘   B. 泻下

    C. 解热   D. 升血压
    E. 镇咳

8. 枳实用于治疗胃肠无力性消化不良
的药理基础是（   ）
    A. 对胃肠有抑制作用
    B. 对胃肠有兴奋作用
    C. 对胃肠有双向调节作用
    D. 对胃肠先兴奋后抑制作用
    E. 对胃肠大剂量兴奋小剂量抑制作
      用

9. 枳实的临床应用是（   ）
    A. 子宫脱垂
    B. 早孕反应
    C. 流产
    D. 功能性子宫出血
    E. 以上均非

10. 哪项不是枳壳的主要药理作用
（   ）
    A. 对子宫平滑肌有兴奋作用
    B. 对胃肠有兴奋作用
    C. 对胃肠平滑肌有抑制作用
    D. 对子宫平滑肌有抑制作用
    E. 抗溃疡作用

11. 木香的主要药理作用是（   ）
    A. 抗心律失常
    B. 镇咳
    C. 抗休克
    D. 抗消化性溃疡
    E. 以上均非

12. 枳实升压作用的有效成分是
（   ）
    A. 消旋去甲乌药碱
    B. 甲硫氨酸
    C. 葫芦巴碱

D. N – 甲基酪胺

E. 柠檬烯

13 青皮对心血管系统的作用是（　　）

A. 升血压

B. 降血压

C. 增快心率

D. 减慢心率

E. 先降压后升压

14. 陈皮降血压作用的活性成分是（　　）

A. 对羟福林

B. N – 甲基酪胺

C. 柠檬烯

D. 甲基橙皮苷

E. 二氢川陈皮素

15. 反映木香"行气止痛"功效的实验是（　　）

A. 对胃肠平滑肌影响实验

B. 对气管平滑肌影响实验

C. 保肝实验

D. 对消化液分泌影响实验

E. 以上均非

16. 反映青皮"疏肝理气"功效的实验是（　　）

A. 保肝作用实验

B. 抗肝炎病毒实验

C. 利胆作用的实验

D. 利尿作用的实验

E. 以上均非

17. 理气药抑制胃肠作用的表现是（　　）

A. 使胃肠平滑肌痉挛

B. 使胃肠平滑肌松弛

C. 对抗阿托品的作用

D. 与氯化钡有协同作用

E. 使胃肠蠕动加速

18. 哪项不是理气药的主要药理作用（　　）

A. 对胃肠平滑肌双向调节

B. 对气管平滑肌双向调节

C. 对子宫平滑肌双向调节

D. 对消化液分泌呈双向调节

E. 利胆作用

19. 哪项不是平滑肌的激动剂（　　）

A. 乙酰胆碱　　B. 氯化钡

C. 新斯的明　　D. 磷酸组胺

E. 肾上腺素

20. 哪项不是枳壳的临床应用（　　）

A. 休克　　　　B. 胃下垂

C. 子宫脱垂　　D. 脱肛

E. 以上均非

21. 哪种理气药无升血压作用（　　）

A. 枳实　　　　B. 枳壳

C. 陈皮　　　　D. 青皮

E. 香附

22. 与香附调经止痛功效无关的药理作用是（　　）

A. 抑制子宫平滑肌

B. 抗炎

C. 镇痛

D. 雌性激素样作用

E. 松弛胃肠平滑肌

23. 哪项不是香附的主要药理作用（　　）

A. 升高血压　　B. 抗炎

C. 镇痛　　　　D. 抑制中枢

E. 利胆

24. 陈皮的临床应用是（　　）

A. 高脂血症

B. 脱肛

C. 肾炎水肿

D. 泌尿系感染

E. 支气管炎

25. 香附的临床应用是（　　）

A. 胃痛　　　　B. 关节痛

C. 头痛　　　　D. 肌肉痛

E. 腰痛

26. 木香的临床应用是（   ）

    A. 肝炎   B. 痢疾

    C. 肾炎   D. 尿道炎

    E. 肺炎

（二）B₁ 型题（每组题的备选答案在前，试题在后。每小题只有 1 个正确答案。每个答案可被重复选用，也可不被选用）

    A. 对羟福林

    B. 消旋去甲乌药碱

    C. 黄酮苷

    D. 氢氰酸

    E. 氯化甲基多巴胺

1. 枳壳升压作用的有效成分是（   ）

2. 青皮升压作用的有效成分是（   ）

    A. 兴奋胃肠平滑肌

    B. 抑制胃肠平滑肌

    C. 既兴奋又抑制胃肠平滑肌

    D. 小剂量兴奋，大剂量抑制

    E. 先兴奋后抑制

3. 枳壳具有的药理作用是（   ）

4. 香附具有的药理作用是（   ）

    A. 脱肛

    B. 急性咽炎

    C. 痛经

    D. 支气管哮喘

    E. 急性乳腺炎

5. 枳实临床应用适应症是（   ）

6. 香附临床应用适应症是（   ）

7. 陈皮临床应用适应症是（   ）

8. 木香临床应用适应症是（   ）

    A. 酚红   B. 氨水

    C. 肾上腺素   D. 氯化钡

    E. 枸橼酸

9. 引起动物肠道平滑肌痉挛的实验用（   ）

10. 引起动物肠道平滑肌松弛的实验用（   ）

（三）X 型题（多项选择题。从每小题 5 个备选答案中选出 2~5 个正确的答案）

1. 理气药的主要药理作用包括（   ）

    A. 调节胃肠运动

    B. 调节胃肠消化液的分泌

    C. 利胆

    D. 利尿

    E. 泻下

2. 静脉给药具有升压作用的理气药是（   ）

    A. 枳壳   B. 枳实

    C. 陈皮   D. 香附

    E. 青皮

3. 研究理气药对消化道运动功能影响的实验方法是（   ）

    A. 离体胃肠道平滑肌实验法

    B. 在体胃肠道平滑肌实验法

    C. 小肠推进运动法实验

    D. 肠管囊内压测定法实验

    E. 肠管悬吊法实验

4. 枳实抗休克作用机理是（   ）

    A. 改善心脏泵血功能

    B. 降低心肌耗氧量

    C. 强心，增加心输出量

    D. 收缩血管，升高血压

    E. 扩张血管，增加血流

5. 枳实的主要药理作用是（   ）

    A. 对胃肠平滑肌呈双向调节作用

    B. 对子宫平滑肌呈抑制作用

    C. 强心，收缩血管，升高血压

    D. 对子宫平滑肌呈兴奋作用

    E. 对气管平滑肌呈兴奋作用

6. 陈皮的主要药理作用是（   ）

    A. 利胆作用   B. 抑制子宫

    C. 助消化   D. 祛痰平喘

    E. 抗肿瘤

7. 香附的主要药理作用是（   ）

    A. 兴奋子宫   B. 解热

C. 镇痛 D. 利胆

E. 抗惊厥

8. 研究理气药的功效，常用的实验方法是（ ）

A. 对支气管平滑肌影响的实验

B. 对胃肠平滑肌影响实验

C. 抑菌作用实验

D. 抗炎作用实验

E. 利胆作用实验

9. 与陈皮理气健脾功效有关的药理作用是（ ）

A. 解除胃肠平滑肌痉挛

B. 助消化

C. 抗胃溃疡

D. 升高血压

E. 兴奋心脏

10. 与香附调经止痛功效有关的药理作用是（ ）

A. 抑制子宫 B. 雌激素样作用

C. 抗炎 D. 镇痛

E. 保肝

11. 与木香行气健脾功效有关的药理作用是（ ）

A. 调节胃肠运动

B. 抗胃溃疡

C. 镇痛

D. 促进胆囊收缩

E. 泻下

二、填空题

1. 理气药对胃肠运动具有_____作用。

2. 理气药对支气管平滑肌有_____作用。

3. 枳实_____给药（途径）才具升压作用。

4. 枳壳用于子宫下垂，主要是其对子宫平滑肌有_____作用。

5. 枳壳升压的有效成分为_____。

6. 枳壳治疗胃下垂的药理学基础是_____胃肠平滑肌作用。

7. 药理试验时，常用两种引起离体肠管兴奋的试剂为_____。

8. 枳壳能治脱肛，主要是其具有_____的作用。

9. 香附挥发油具有_____激素样作用。

10. 写出三项与香附调经止痛功效有关的药理作用_____。

三、判断题

（认为正确的，在题干后括号内打"√"；认为错误的，在题干后括号内打"×"）

1. 理气药对心血管系统作用不明显。（ ）

2. 枳实治疗胃下垂的药理学依据是抑制胃肠运动。（ ）

3. 枳实对子宫平滑肌有抑制作用。（ ）

4. 青皮有抗休克作用。（ ）

5. 陈皮对子宫平滑肌有抑制作用。（ ）

6. 香附临床上可用于治疗月经不调和痛经。（ ）

7. 香附对子宫平滑肌有兴奋作用。（ ）

四、问答题

1. 简述理气药对胃肠运动的影响。

2. 简述理气药对心血管系统的作用。

3. 简述香附调经止痛的药理学依据。

4. 详述理气药的主要药理作用。

5. 根据香附丸行气疏肝、祛寒止痛功效和主治肝气或客寒犯胃，试设计其药理实验方案。

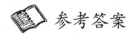 参考答案

一、选择题

（一）A₁型题

1. C   2. C   3. D   4. B   5. A

6. B   7. A   8. B   9. A   10. D

11. D   12. D   13. A   14. D   15. A

16. C   17. B   18. B   19. E   20. E

21. E   22. E   23. A   24. E   25. A

26. B

（二）B₁型题

1. A   2. A   3. C   4. B   5. A

6. C   7. E   8. D   9. D   10. C

（三）X型题

1. ABC   2. ABCE   3. ABCDE

4. ABCD   5. ACD   6. ABCD

7. BCD   8. ABE   9. ABC

10. ABCD   11. ABCD

二、填空题

1. 调节

2. 松弛

3. 静脉

4. 兴奋

5. 对羟福林、N-甲基酪胺

6. 兴奋

7. 乙酰胆碱、组胺或氯化钡

8. 兴奋肠肌

9. 雌性

10. 抗炎、镇痛、雌性激素样作用

三、判断题

1. ×   2. ×   3. ×   4. √   5. √   6. √

7. ×

四、问答题

1. 答（要点）：应举例说明理气药对胃肠运动的兴奋作用、抑制作用和双向调节作用。

2. 答（要点）：应从枳实、枳壳、青皮、陈皮兴奋心脏、增强心肌收缩力、增加心输出量和冠脉血流量以及收缩血管、提高外周阻力、升高血压因而可以治疗多种休克等方面进行分析。

3. 答（要点）：对子宫的抑制，雌激素样作用，抗炎、镇痛。

4. 答（要点）：调节胃肠平滑肌运动（抑制，兴奋，双向调节），调节消化液分泌，利胆，松弛支气管平滑肌，调节子宫机能，抗休克等作用，并举例说明。

5. 答（要点）：抗急性胃黏膜损伤实验（用盐酸、乙醇、阿斯匹林、消炎痛等造成胃黏膜损伤模型）；抗溃疡作用实验（用幽门结扎、醋酸等方法造成溃疡模型）；在体胃肠运动、离体胃肠运动、对肠推进运动的影响、抗炎、镇痛、止吐等实验。

第十三章 消食药

习题

一、选择题

（一）A₁ 型题（单项选择题）

1. 能提高胃蛋白酶活性的药物是（　　）
   A. 神曲　　B. 山楂
   C. 麦芽　　D. 谷芽
   E. 莱菔子

2. 具有促进胃液和胃酸分泌作用的药物是（　　）
   A. 麦芽　　B. 谷芽
   C. 神曲　　D. 莱菔子
   E. 鸡内金

3. 含有脂肪酶的药物是（　　）
   A. 山楂　　B. 麦芽
   C. 谷芽　　D. 鸡内金
   E. 莱菔子

4. 含有淀粉酶的药物是（　　）
   A. 莱菔子　　B. 山楂
   C. 神曲　　　D. 谷芽、麦芽
   E. 鸡内金

5. 具有增强胃运动、促进胃排空作用的药物是（　　）
   A. 麦芽　　　B. 山楂
   C. 鸡内金　　D. 谷芽
   E. 神曲

6. 不属于山楂药理作用的是（　　）
   A. 强心
   B. 抗心肌缺血
   C. 抗心律失常
   D. 抗脑缺血

E. 调节脂质代谢

7. 关于山楂调节脂质代谢叙述错误的一项是（　　）
   A. 显著抑制血清 TC 的升高
   B. 降低 LDL－C 及 ApoB 浓度
   C. 显著升高 HDL－C 及 ApoA₁ 浓度
   D. 显著降低 TG
   E. 抑制 HMG－CoA 还原酶

（二）B₁ 型题（每组题的备选答案在前，试题在后。每小题只有 1 个正确答案。每个答案可被重复选用，也可不被选用）
   A. 鸡内金　　B. 麦芽
   C. 山楂　　　D. 神曲
   E. 莱菔子

1. 具有抗心肌缺血作用的药物是（　　）

2. 具有一定镇咳、祛痰、平喘作用的药物是（　　）

（三）X 型题（多项选择题。从每小题 5 个备选答案中选出 2～5 个正确的答案）

1. 具有一定降压作用的药物有（　　）
   A. 麦芽　　B. 谷芽
   C. 山楂　　D. 鸡内金
   E. 莱菔子

2. 属于山楂的药理作用有（　　）
   A. 缩小心肌梗死面积
   B. 增加心肌营养血流量
   C. 延长动作电位时程和有效不应期
   D. 抑制心肌 Na^+，K^+－ATP 酶
   E. 抗动脉粥样硬化

二、填空题

1. 山楂对肝细胞微粒体及小肠黏膜的 _____ 合成限速酶有抑制作用。但对肝脏

的_____分解限速酶无明显影响。

2. 山楂及山楂黄酮能显著降低血清和肝脏中_____的含量，增强红细胞和肝脏_____的活性，同时增强全血_____的活性而表现出抗氧化作用。

三、判断题

（认为正确的，在题干后括号内打"√"；认为错误的，在题干后括号内打"×"）

1. 山楂具有强心作用。山楂黄酮类化合物对心肌 Na^+，$K^+ - ATP$ 酶无抑制作用，但能抑制磷酸二酯酶的活性。（　）

2. 焦山楂长于消食止泻，山楂炭偏于止泻、止血。（　）

四、问答题

1. 简述山楂对心血管系统的药理作用。
2. 简述山楂调节血脂的作用。
3. 简述消食药助消化作用环节。

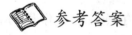 参考答案

一、选择题

（一）A_1型题

1. B　　2. E　　3. A　　4. D　　5. C
6. D　　7. D

（二）B_1型题

1. C　　2. E

（三）X 型题

1. ACE　　2. ABCE

二、填空题

1. 胆固醇；胆固醇
2. 丙二醛；超氧化物歧化酶；谷胱甘肽过氧化酶

三、判断题

1. √　2. √

四、问答题

1. 答（要点）：抗心肌缺血，抗心律失常，强心，降血压。

2. 答（要点）：显著抑制喂高脂高胆固醇饲料大鼠血清总胆固醇、低密度脂蛋白 - 胆固醇和 ApoB 浓度，显著升高高密度脂蛋白 - 胆固醇和 $ApoA_1$ 浓度，但对甘油三酯影响不大。

3. 答（要点）：消食药通过所含消化酶、维生素产生助消化作用，也能通过促进胃酸的分泌而提高消化能力。如山楂、神曲含有脂肪酶，有利于脂肪的消化；麦芽、谷芽含有淀粉酶，能促进碳水化合物的消化；山楂含有机酸，可提高胃蛋白酶活性，促进蛋白质消化；神曲、鸡内金含有消化酶、维生素等，并可促进胃酶、胃液分泌。

第十四章 止 血 药

习题

一、选择题

（一）A₁型题（单项选择题）

1. 促进凝血酶原激活物生成的药物是（　　）
    A. 槐花　　B. 大蓟
    C. 小蓟　　D. 三七
    E. 白茅根

2. 促进凝血酶原生成的药物是（　　）
    A. 艾叶　　　B. 茜草
    C. 白茅根　　D. 大蓟
    E. 小蓟

3. 具有抗纤维蛋白溶解作用的止血药是（　　）
    A. 大蓟　　B. 三七
    C. 蒲黄　　D. 白及
    E. 仙鹤草

4. 降低毛细血管通透性，增强毛细血管对损伤的抵抗性的药物是（　　）
    A. 茜草　　B. 艾叶
    C. 大蓟　　D. 槐花
    E. 蒲黄

5. 具有增强血小板因子Ⅲ活性的药物是（　　）
    A. 白及　　B. 蒲黄
    C. 紫珠　　D. 仙鹤草
    E. 槐花

6. 三七止血作用的有效成分是（　　）
    A. 三七黄酮 B
    B. 三七黄酮 A
    C. 三七氨酸

    D. 绞股蓝苷 X
    E. 人参炔三醇

7. 对环磷酰胺引起的白细胞减少具有促进恢复作用的药物是（　　）
    A. 艾叶　　B. 三七
    C. 大蓟　　D. 槐花
    E. 白茅根

8. 能使左心室内压、左心室内压最大上升速率显著降低的药物是（　　）
    A. 蒲黄　　B. 白及
    C. 附子　　D. 枳实
    E. 三七

9. 同时具有抗心肌缺血、抗心律失常、降血压作用的药物是（　　）
    A. 苦参　　B. 钩藤
    C. 三七　　D. 地龙
    E. 天麻

10. 具有兴奋子宫作用的止血药是（　　）
    A. 蒲黄　　B. 三七
    C. 白及　　D. 白茅根
    E. 仙鹤草

11. 不具有收缩局部血管作用的止血药是（　　）
    A. 槐花　　B. 三七
    C. 小蓟　　D. 紫珠
    E. 艾叶

12. 具有抗肾损伤作用的止血药是（　　）
    A. 白及　　B. 三七
    C. 茜草　　D. 蒲黄
    E. 仙鹤草

13. 不具有增加血小板数的止血药是（　　）

A. 三七　　　B. 蒲黄

C. 仙鹤草　　D. 艾叶

E. 紫珠

14. 不具有抗纤维蛋白溶解作用的止血药是（　　）

A. 白及　　　B. 紫珠

C. 三七　　　D. 小蓟

E. 艾叶

（二）B$_1$型题（每组题的备选答案在前，试题在后。每小题只有1个正确答案。每个答案可被重复选用，也可不被选用）

A. 白茅根　　B. 白及

C. 紫珠　　　D. 蒲黄

E. 茜草

1. 具有保护胃黏膜作用的药物是（　　）

2. 具有一定降压作用的药物是（　　）

A. 地榆　　　B. 艾叶

C. 紫珠　　　D. 蒲黄

E. 仙鹤草

3. 具有杀虫（绦虫）作用的药物是（　　）

4. 具有抗溃疡与保肝作用的药物是（　　）

（三）X型题（多项选择题。从每小题5个备选答案中选出2～5个正确的答案）

1. 通过抗纤维蛋白溶解而止血的药物有（　　）

A. 白及　　　B. 三七

C. 艾叶　　　D. 紫珠

E. 小蓟

2. 三七的现代应用主要包括（　　）

A. 上消化道出血

B. 眼前房出血

C. 脑血栓

D. 冠心病

E. 糖尿病

3. 具有较好降血脂作用的止血药

（　　）

A. 蒲黄　　　B. 茜草

C. 白茅根　　D. 三七

E. 炮姜

4. 蒲黄的现代应用有（　　）

A. 高脂血症

B. 脑梗死

C. 高血压

D. 冠心病

E. 特发性溃疡性结肠炎

5. 白及主要的适应症有（　　）

A. 上消化道出血

B. 高脂血症

C. 肛裂

D. 口腔黏膜病变

E. 冠心病

二、填空题

1. 三七能提高血小板内_____的含量，减少_____的合成，抑制_____释放，发挥抗血小板聚集作用。

2. 三七能激活_____，促进纤维蛋白溶解。

3. 与白及收敛、消肿生肌的功效相关的药理作用是_____和_____。

4. 三七止血作用的有效成分是_____。

三、判断题

（认为正确的，在题干后括号内打"√"；认为错误的，在题干后括号内打"×"）

1. 三七具有抗凝血酶诱发的大鼠弥散性血管内凝血作用。（　　）

2. 三七既有止血作用，又有抗血栓形成作用。（　　）

3. 三七可以用于治疗高胆固醇血症。（　　）

四、问答题

1. 三七对心脏血流动力学有何影响？
2. 三七抗心肌缺血的作用机理是什么？
3. 止血药的止血作用环节（机理）。

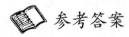 参考答案

一、选择题

（一）A₁型题

1. B   2. C   3. D   4. D   5. A
6. C   7. B   8. E   9. C   10. A
11. E   12. D   13. D   14. C

（二）B₁型题

1. B   2. D   3. E   4. A

（三）X型题

1. ACDE   2. ABCD   3. AD
4. ADE   5. ACD

二、填空题

1. cAMP；TXA_2；5-HT、Ca^{2+}

2. 尿激酶

3. 止血；保护胃黏膜

4. 三七氨酸

三、判断题

1. √   2. √   3. √

四、问答题

1. 答：（要点）三七总皂苷（PNS）给麻醉猫或犬静脉注射，使左心室内压（LVP）、左心室内压最大上升速率（dp/dt-max）显著降低，达峰值所用时间（t-dp/dtmax）显著延长，心率减慢，外周血管总阻力及血压显著下降，但心输出量（CO）、心脏指数、心搏指数不下降或有增加。以上显示PNS具有降低心肌收缩力、减慢心率，扩张外周血管，降低外周阻力的作用。

2. 答（要点）：（1）扩张冠脉，促进实验性心肌梗死区侧支循环的形成，增加冠脉血流量，改善心肌血氧供应。（2）抑制心肌收缩力，减慢心率，降低外周血管阻力，降低心肌耗氧量。（3）抗脂质过氧化，提高超氧化物歧化酶（SOD）活力，减少丙二醛（MDA）的生成。（4）提高耐缺氧能力。

3. 答（要点）：（1）作用于局部血管（收缩局部小血管，降低毛细血管通透性，增强毛细血管对损伤的抵抗性）。（2）促凝血因子生成（促进凝血酶原激活物生成，促进凝血酶原生成，增加凝血酶含量）。（3）增加血小板数和增强血小板功能。（4）抗纤维蛋白溶解而止血等。

第十五章　活血化瘀药

习题

一、选择题

（一）A₁型题（单项选择题）

1. 下列哪项不是血瘀证的现代认识
（　　）
    A. 血流动力学的异常
    B. 微循环障碍
    C. 血小板聚集障碍
    D. 血液流变学的异常
    E. 以上均非

2. 下列哪项是丹参治疗冠心病的主要
有效成分（　　）
    A. 丹参素　　　B. 丹参酮
    C. 异丹参酮　　D. 异阿魏酸
    E. 以上均非

3. 莪术抗癌作用的机理是（　　）
    A. 抑制肿瘤细胞蛋白质合成
    B. 对癌细胞有直接杀灭作用
    C. 增加肿瘤组织血流量
    D. 抑制肿瘤细胞核酸合成
    E. 以上均非

4. 下列哪项不是川芎抗脑缺血作用的
机理（　　）
    A. 增加脑组织 TXA_2 的生成
    B. 提高脑线粒体膜的流动性
    C. 降低细胞内 Ca^{2+} 的超载
    D. 对脑细胞膜 Ca^{2+}，Mg^{2+} – ATP
      酶活性有保护作用
    E. 以上均非

5. 丹参所没有的药理作用是（　　）
    A. 抗心肌缺血

B. 促进组织的修复与再生
    C. 改善微循环
    D. 抗急性肝损伤
    E. 抗血栓形成

6. 川芎扩张冠脉的有效成分是（　　）
    A. 藁本内酯　　　B. 川芎哚
    C. 川芎挥发油　　D. 阿魏酸
    E. 川芎嗪

7. 下列哪项不是活血化瘀药改善微循
环作用的表现（　　）
    A. 改善微血流
    B. 改善微血管形态
    C. 降低毛细血管通透性
    D. 抑制纤维蛋白溶解酶活性
    E. 以上均非

8. 川芎不具有下列哪项药理作用
（　　）
    A. 扩血管、改善微循环
    B. 抗心肌缺血
    C. 镇静、镇痛
    D. 抗射线损伤
    E. 抗肿瘤

9. 益母草静脉注射后可出现（　　）
    A. 收缩血管，增加外周阻力
    B. 提高 MDA 活性，降低 SOD 活性
    C. 冠脉流量增加，冠脉阻力降低
    D. 心率加快，心搏出量增加
    E. 以上均非

10. 下列哪项不是红花活血通经，祛瘀
止痛的药理学基础（　　）
    A. 抗肿瘤
    B. 兴奋子宫
    C. 抗凝血、抗血栓形成
    D. 扩张血管，改善微循环

E. 抗心肌缺血

11. 益母草不具有下列哪项药理作用
（　　　）
    A. 改善血液流变学、抗血栓形成
    B. 降血脂
    C. 利尿及防治急性肾小管坏死
    D. 改善血流动力学
    E. 保护缺血心肌

12. 桃仁抗肝纤维化的成分是（　　　）
    A. 脂肪油
    B. 挥发油
    C. 黄酮类化合物
    D. 苦杏仁苷
    E. 糖苷类化合物

13. 桃仁抗血栓形成的机理是（　　　）
    A. 增加 TXB_2 的合成
    B. 抑制 TXB_2 的产生
    C. 增加血小板内 cAMP 含量
    D. 降低血小板内 cAMP 含量
    E. 以上均非

14. 丹参抗心肌缺血作用环节不包括
（　　　）
    A. 扩张冠脉，增加心肌血氧供应
    B. 减慢心率，抑制心肌收缩力，降
       低心肌耗氧量
    C. 降低毛细血管通透性
    D. 抗自由基、抗脂质过氧化，保护
       心肌
    E. 以上均非

15. 丹参抗心肌缺血作用是由于
（　　　）
    A. 扩张冠状动脉，增加血流量
    B. 促进钙内流
    C. 开放钙通道
    D. 开放钠通道
    E. 以上均非

16. 丹参抑制血小板聚集作用是由于
（　　　）

A. 抑制血小板内磷酸二酯酶的活性
B. 抑制血小板腺苷酸环化酶活性
C. 激活纤溶酶的作用
D. 改变了血液流变性
E. 以上均非

17. 下列哪项不是虎杖的药理作用
（　　　）
    A. 降血脂　　　　B. 镇咳
    C. 保肝利胆　　　D. 抗心肌缺血
    E. 抗血小板聚集

18. 关于姜黄素抗肿瘤作用机理，说法
正确的是（　　　）
    A. 抑制癌细胞蛋白质合成
    B. 诱导癌细胞凋亡
    C. 增加癌组织血流量
    D. 抑制癌细胞核酸合成
    E. 以上均非

19. 益母草兴奋子宫作用的有效成分是
（　　　）
    A. 益母草碱　　　B. 益母草定
    C. 水苏碱　　　　D. 苯甲酸
    E. 兰香苷

20. 延胡索中哪种有效成分的镇痛作用
最强（　　　）
    A. 延胡索甲素
    B. 延胡索乙素
    C. 延胡索丑素
    D. 去氢延胡索甲素
    E. 延胡索丙素

21. 活血化瘀药中，能延缓慢性肾损害
的药物是（　　　）
    A. 丹参　　　　　B. 赤芍
    C. 川芎　　　　　D. 乳香
    E. 莪术

22. 具有抗凝血作用的药物是（　　　）
    A. 穿山甲　　　　B. 水蛭
    C. 三棱　　　　　D. 莪术
    E. 延胡索

23. 具有使聚集的血小板重新解聚作用的药物是（　）

    A. 丹参　　　B. 益母草

    C. 川芎　　　E. 延胡索

    E. 莪术

24. 延胡索镇痛作用的下列说法有错误者是（　）

    A. 延胡索乙素镇痛作用最强

    B. 镇痛作用强于复方阿司匹林

    C. 镇痛作用高峰均在半小时内出现，维持约2小时

    D. 对钝痛作用优于锐痛

    E. 镇痛机理是阻断脑内胆碱受体，使纹状体谷氨酸脑啡肽含量增加

25. 丹参酮的体内分布说法正确的是（　）

    A. 体内分布广泛，可以透过血脑屏障

    B. 主要分布在肝，心脏分布较少

    C. 体内停留时间短，主要从尿中排泄

    D. 口服吸收较快，$t_{\frac{1}{2}}$较长

    E. 心脏分布较多

26. 丹参抗动脉粥样硬化的机理是（　）

    A. 干扰脂类的吸收

    B. 降低氧化脂蛋白对细胞的毒性

    C. 增加粪便胆固醇的排出

    D. 对血管内皮细胞损伤无影响

    E. 抑制血管内皮细胞增殖

27. 活血化瘀药中常用于治疗脑缺血的一组药物是（　）

    A. 丹参、川芎、延胡索

    B. 丹参、川芎、水蛭

    C. 红花、虎杖、川芎

    D. 姜黄、桃仁、当归

    E. 丹参、姜黄、桃仁

28. 川芎嗪抑制血小板聚集的机理叙述正确的是（　）

    A. 抑制TXA_2合成酶，降低TXA_2/PGI_2的比值

    B. 抑制PGI_2的合成，降低TXA_2/PGI_2

    C. 升高血小板内cGMP的含量

    D. 升高TXA_2/PGI_2的比值

    E. 提高血小板cGMP/cAMP水平

29. 改善血液流变学、抗血栓形成作用最明显的一组药物为（　）

    A. 丹参、赤芍、川芎、益母草

    B. 川芎、虎杖、红花、当归

    C. 红花、水蛭、桃仁、益母草

    D. 姜黄、虎杖、延胡索、益母草

    E. 水蛭、红花、虎杖、延胡索

（二）B_1型题（每组题的备选答案在前，试题在后。每小题只有1个正确答案。每个答案可被重复选用，也可不被选用）

    A. 早期肝硬化

    B. 病态窦房结综合征

    C. 宫颈癌

    D. 帕金森氏病

    E. 高血压

1. 丹参可用于治疗（　）

2. 莪术可用于治疗（　）

    A. TXA_2　　　B. PGI_2

    C. PDE　　　D. MAO－B

    E. SOD

3. 磷酸二酯酶是（　）

4. 血栓素是（　）

5. 单胺氧化酶是（　）

6. 前列环素是（　）

    A. 增强腺苷酸环化酶活性

    B. 磷酸二酯酶抑制剂

    C. 多巴胺受体阻断剂

    D. TXA_2合成酶抑制剂

    E. 环氧化酶抑制剂

7. 川芎嗪抑制血小板聚集的机理是（　）

8. 左旋四氢巴马汀镇痛的机理是（　　）

9. 水蛭抗血小板聚集的机理是（　　）

10. 丹参抗血栓形成的机理是（　　）

（三）X 型题（多项选择题。从每小题5 个备选答案中选出 2~5 个正确的答案）

1. 川芎嗪抑制血小板聚集的说法是正确的有（　　）

    A. 抑制 ADP 诱导的血小板聚集

    B. 抑制 TXA_2 合成酶，使 TXA_2 合成减少

    C. 降低血小板内 cAMP 含量

    D. 促进 TXA_2 合成酶

    E. 抑制红细胞聚集

2. 桃仁改善血流动力学的主要表现是（　　）

    A. 增加犬股动脉血流量

    B. 降低血管阻力

    C. 增加血管阻力

    D. 协同去甲肾上腺素的缩血管作用

    E. 减少离体兔耳血管灌流量

3. 活血化瘀药按其功效特点可分为（　　）

    A. 活血止痛药

    B. 活血调经药

    C. 活血行气药

    D. 活血疗伤药

    E. 破血消癥药

4. 中医血瘀证的现代医学表现是（　　）

    A. 血流动力学的异常

    B. 微循环障碍

    C. 血小板聚集增强

    D. 血液流变学的异常

    E. 红细胞聚集性降低

5. 活血化瘀药的现代药理作用有（　　）

    A. 改善血液流变学，抗血栓形成

    B. 改善微循环

    C. 改善血流动力学

    D. 镇痛

    E. 抑制组织异常增生

6. 活血化瘀药抗血栓形成的作用机理是（　　）

    A. 抑制血小板聚集

    B. 提高 TXA_2/PGI_2 的比值

    C. 增加纤溶酶的活性

    D. 抑制磷酸二酯酶活性

    E. 降低 TXA_2/PGI_2 的比值

7. 丹参注射液抗心肌缺血作用有（　　）

    A. 扩张冠脉，增加心肌血氧供应

    B. 抗自由基损伤，保护心肌

    C. 抗垂体后叶素所致心肌缺血

    D. 降低心肌耗氧量

    E. 减轻心脏负荷

8. 川芎嗪的体内药物代谢动力学描述正确的是（　　）。

    A. 静脉注射，肝脏摄取率最高

    B. 能通过血脑屏障，脑干中分布较多

    C. 与肝微粒体细胞色素酶系统有关

    D. 体内代谢的主要途径是氧化反应

    E. 正常与异常的动物灌胃给药后，其房室模型不同

9. 下列关于延胡索药理作用说法正确的是（　　）

    A. 延胡索镇痛作用机理可能与拮抗脑内的 M 胆碱受体有关

    B. 延胡索乙素具有抑制胃酸分泌作用

    C. 延胡索具有抗心律失常作用

    D. 延胡索乙素在人体脂肪中含量最高

    E. 延胡索乙素具有抗心肌缺血作用

10. 活血化瘀药具有的作用是（　　）

    A. 降低血小板的表面活性，减少血小板的黏着和聚集

    B. 促进血液凝固因子的生成，促进

凝血过程

    C. 增加纤溶酶，促进已形成的纤维蛋白溶解

    D. 改善血液动力学

    E. 降低毛细血管通透性，减少微血管周围渗血，改善局部组织血液循环

二、填空题

1. 血瘀证是一个与血液循环障碍有关的病理过程。主要表现为_____、_____、_____等。

2. 活血化瘀药改善微循环表现为_____、_____、_____。

3. 丹参提高血小板内 cAMP 浓度是由于抑制了_____所致。

4. 许多活血化瘀药都有抗血栓形成的作用，其作用是通过_____和_____来实现的。

5. 丹参虽然使脑血流量减少，但能使脑组织_____改善，因此对缺血性脑病有治疗作用。

6. 莪术抗肿瘤作用的有效成分是_____。

7. 益母草兴奋子宫的有效成分，已证明是_____。延胡索镇痛作用的有效成分是_____。

8. 延胡索乙素有镇痛作用，与吗啡相比，副作用_____，无_____，停药后无_____，对呼吸无明显_____作用。

9. 丹参对机体组织的作用是_____与_____。

三、判断题

（认为正确的，在题干后括号内打"√"；认为错误的，在题干后括号内打"×"）

1. 丹参、丹参酮 II_A 磺酸钠及丹参素可

增加冠脉血流量，促进侧支循环，改善心肌微循环，而不增加心室作功及心肌耗氧量。（   ）

2. 有些活血化瘀药可以增加纤溶酶活性，促进已形成的纤维蛋白溶解而发挥止血作用。（   ）

3. 丹参抑制血小板聚集的机理是抑制了血小板内磷酸二酯酶的活性，从而使 cAMP 含量增加，并抑制 TXA_2 的合成和释放所致。（   ）

4. 川芎的主要活性成分阿魏酸钠通过增高 GSH－Px 及 MDA 的活性而发挥抗氧化作用。（   ）

5. 莪术注射给药可引起过敏反应，表现为皮肤瘙痒、红色小丘疹、胸闷气急等。（   ）

6. 水蛭素主要分布在细胞外液，不易透过血脑屏障，但可少量透过胎盘。（   ）

7. 延胡索甲素镇痛作用最强，丑素次之，乙素较弱。（   ）

8. 丹参可抗脑缺血性损伤，对缺血性脑病有治疗作用。（   ）

9. 红花及红花黄素有抗血栓形成作用，其原因是红花黄素抑制血小板聚集和增强纤维蛋白溶解。（   ）

四、问答题

1. 简述丹参的功效、主治及相关的现代药理作用、应用。

2. "血瘀证"是一个与血液循环有关的病理过程，活血化瘀药是如何改善其"血瘀证"的？用现代术语表达。

3. 详述活血化瘀药改善微循环的药理作用。

4. 结合活血化瘀药的功效，设计现代药理研究的思路。

5. 比较活血化瘀药与药理学中作用于血液与造血系统的药物的异同。

6. 试述血瘀证的临床表现及活血化瘀药的作用。

7. 详述活血化瘀药的主要药理作用。

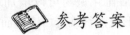 参考答案

一、选择题

（一）A₁型题

1. C	2. B	3. B	4. A	5. D
6. E	7. D	8. D	9. C	10. A
11. B	12. D	13. C	14. C	15. A
16. A	17. D	18. B	19. A	20. B
21. C	22. B	23. C	24. E	25. B
26. A	27. B	28. A	29. A	

（二）B₁型题

1. A	2. C	3. C	4. A	5. D
6. B	7. D	8. C	9. A	10. B

（三）X型题

1. AB　　2. AB　　3. ABDE　　4. ABCD
5. ABCDE　　6. ACDE　　7. ABCDE
8. ABCDE　　9. BCDE　　10. ACDE

二、填空题

1. 血流动力学异常；血液流变学异常；微循环障碍

2. 改善微血流；改善微血管形态；降低毛细血管通透性，减少微血管周围渗血

3. 磷酸二酯酶

4. 抑制血小板聚集；增加纤溶酶活性

5. 微循环

6. 莪术醇、莪术二酮

7. 益母草碱；延胡索总碱

8. 少而安全；成瘾性；戒断现象；抑制

9. 促进修复；促进再生

三、判断题

1. √	2. ×	3. √	4. ×	5. ×
6. √	7. ×	8. √	9. √	

四、问答题

1. 答（要点）：丹参功效为祛瘀止痛、活血通经、清心除烦，相关的药理作用为抗心肌缺血、抗脑缺血、抗血栓形成、改善微循环、促进组织的修复与再生、镇静镇痛。丹参主治经闭痛经，胸腹刺痛，胸痹，癥瘕积聚，热痹疼痛，疮疡肿痛；现代应用于治疗冠心病，心绞痛、心肌梗死、肺心病、脑缺血、慢性肝炎和早期肝硬化等。

2. 答（要点）：改善血液流变学、抗血栓形成；改善微循环；改善血流动力学。

3. 答（要点）：改善微血流；改善微血管形态；降低毛细血管通透性，减少微血管周围渗血。

4. 答（要点）：依据活血化瘀药的临床应用原则，结合现代药理的血液和造血系统、心血管系统、脑血管系统的研究方法进行实验设计。

5. 答（要点）：分类不同，一为中药药理分类，一为现代药理的分类；作用系统不同，活血化瘀作用系统远远超过血液和造血系统的范围；临床应用的范围不同。

6. 答（要点）：血液流变学异常，微循环障碍，血流动力学异常。改善血液流变学、抗血栓形成、改善微循环、改善血流动力学。

7. 答（要点）：从改善血液流变学，抗血栓形成；改善微循环；改善血流动力学；对子宫平滑肌的影响；镇痛；抑制组织异常增生等药理作用进行论述。

第十六章　化痰、止咳、平喘药

习题

一、选择题

（一）A_1型题（单项选择题）

1. 苦杏仁有镇咳作用是由于（　）

　　A. 抑制呼吸中枢

　　B. 抑制呼吸道感受器

　　C. 增加气管黏液－纤毛运动

　　D. 抑制喉上神经冲动传入

　　E. 以上均非

2. 化痰药（如桔梗、前胡等）祛痰作用的方式是（　）

　　A. 减少呼吸道的分泌量

　　B. 刺激胃黏膜或咽喉黏膜，增加支气管黏膜的分泌

　　C. 能使呼吸道分泌物中酸性黏多糖纤维断裂，痰黏度下降易于咳出

　　D. 抑制气管黏液－纤毛运动

　　E. 以上均非

3. 杜鹃素的祛痰作用的方式是（　）

　　A. 含有皂苷成分，增加呼吸道的分泌量，稀释痰液

　　B. 直接作用于呼吸道黏膜，促进气管黏液－纤毛运动

　　C. 作用于咳嗽反射弧的中枢部位，促进痰液咳出

　　D. 抑制气管黏液－纤毛运动

　　E. 以上均非

4. 下列哪项不是杜鹃素的祛痰作用的机理（　）

　　A. 促进气管黏液－纤毛运动

　　B. 能使呼吸道分泌物中酸性黏多糖

纤维断裂，并降低唾液酸含量

　　C. 含有皂苷成分，增加呼吸道的分泌量，稀释痰液

　　D. 增强呼吸道清除异物的功能

　　E. 以上均非

5. 半夏炮制方法不同，其毒性亦异，其中毒性最大的是（　）

　　A. 生半夏　　　B. 漂半夏

　　C. 姜半夏　　　D. 蒸半夏

　　E. 清（白矾）半夏

6. 半夏的哪项药理作用的叙述是错误的（　）

　　A. 半夏是中枢性镇咳药

　　B. 生半夏能催吐，制半夏能镇吐

　　C. 半夏能抗早孕

　　D. 半夏中葫芦巴碱有抗癌作用

　　E. 半夏能增加胃酸分泌，久服可致胃溃疡

（二）X型题（多项选择题。从每小题5个备选答案中选出2～5个正确的答案）

1. 桔梗的药理作用有（　）

　　A. 祛痰、镇咳

　　B. 平喘

　　C. 抗炎

　　D. 抗菌

　　E. 降血糖和降血脂

2. 化痰止咳平喘药具有的药理作用是（　）

　　A. 直接作用于呼吸道黏膜，促进气管黏液－纤毛运动

　　B. 能使呼吸道分泌物中酸性黏多糖纤维断裂，痰黏度下降易于咳出

　　C. 能提高血浆 cAMP/cGMP 的比值

　　D. 作用于咳嗽中枢和外周神经末梢

而镇咳

    E. 抑制组胺所致豚鼠支气管痉挛

二、填空题

1. 桔梗祛痰作用的机理是_____。
2. 杜鹃素祛痰作用的机理是_____。

三、判断题

（认为正确的，在题干后括号内打"√"；认为错误的，在题干后括号内打"×"）

1. 桔梗皂苷有很强的溶血作用，故不可静脉注射给药。（   ）

2. 苦杏仁苷经酶作用后，产生的苯甲醛能提高胃蛋白酶的活性，促进消化功能。（   ）

3. 半夏抗早孕的有效成分为半夏蛋白，能使血浆孕酮水平下降。（   ）

四、问答题

1. 与桔梗的排脓功效相关的药理作用。
2. 研究中药（如川贝母、浙贝母、半夏等）祛痰、镇咳、平喘作用的常用实验方法主要有哪些？

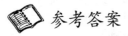 参考答案

一、选择题

（一）A₁型题

1. A   2. B   3. B   4. C   5. A

6. E

（二）X型题

1. ACE   2. ABDE

二、填空题

1. 刺激胃黏膜，反射性地增加支气管黏膜分泌，使痰液稀释而被排出

2. 促进气管黏液–纤毛运动及溶解黏痰

三、判断题

1. √   2. ×   3. √

四、问答题

1. 答（要点）：在治疗化脓性疾病时，桔梗无直接抗菌作用，但可增强巨噬细胞吞噬功能，增强嗜中性白细胞的杀菌力，提高溶菌酶的活性，提高人体防御系统而发挥作用；此外，桔梗具有抗炎作用，并能改善炎症区血液循环，促使炎症好转。

2. 答（要点）：（1）祛痰作用的实验方法：①小鼠呼吸道酚红排泌量测定法（川贝母）；②大鼠气管排痰量毛细玻管法（川贝母）；③鸽气管纤毛运动测量法（杜鹃素）。（2）镇咳作用的实验方法：①氨水刺激致咳法（川贝母）；②二氧化硫刺激致咳法（浙贝母）；③电刺激猫喉上神经致咳法（半夏）。（3）平喘作用的实验方法：①由乙酰胆碱和组织胺引喘的豚鼠实验（川贝母）；②组织胺所致豚鼠离体气管平滑肌痉挛的实验（川贝母）。

第十七章 安 神 药

习题

一、选择题

（一）A₁型题（单项选择题）

1. 下列何药为养心安神药（ ）
   A. 酸枣仁 B. 磁石
   C. 龙骨 D. 朱砂
   E. 琥珀

2. 灵芝抗肿瘤作用的机理是（ ）
   A. 直接杀灭肿瘤细胞
   B. 抑制瘤细胞核酸合成
   C. 增强机体免疫功能
   D. 诱导肿瘤细胞分化
   E. 诱导肿瘤细胞凋亡

3. 酸枣仁无下列何种药理作用（ ）
   A. 镇静催眠 B. 抗惊厥
   C. 降压 D. 降血脂
   E. 镇吐

4. 远志祛痰作用的主要活性成分是
   （ ）
   A. 远志皂苷元 A B. 远志皂苷元 B
   C. 远志皂苷 3D D. 远志素
   E. 远志皂苷 H

5. 临床应用灵芝注射液曾出现的不良反应是（ ）
   A. 胃肠道反应 B. 过敏反应
   C. 肾脏损伤 D. 心律紊乱
   E. 失眠

6. 远志降血压作用的环节是（ ）
   A. 兴奋迷走神经 B. 阻断神经节
   C. 阻断 α 受体 D. 兴奋 H₁ 受体
   E. 机理不清

7. 酸枣仁临床主要用于治疗（ ）
   A. 失眠 B. 糖尿病
   C. 肝癌 D. 白细胞减少
   E. 贫血

8. 酸枣仁降血脂作用的有效成分是
   （ ）
   A. 酸枣仁黄酮苷 B. 白桦脂酸
   C. 当药素 D. 黄酮苷
   E. 阿魏酸

9. 酸枣仁对心肌的保护作用主要体现在（ ）
   A. 增加冠脉流量
   B. 抗脂质过氧化
   C. 减少乳酸脱氢酶（LDH）释放
   D. 钙通道阻滞作用
   E. 保护线粒体

10. 酸枣仁降血压作用的环节是
    （ ）
    A. 直接扩张血管
    B. 中枢降压作用
    C. 神经节阻断作用
    D. 阻断血管壁 α 受体
    E. 钙通道阻滞作用

11. 磁石抗士的宁所致惊厥的主要表现是（ ）
    A. 延长惊厥发作潜伏期
    B. 减少发作次数
    C. 减轻发作症状
    D. 降低死亡率
    E. 使士的宁致惊厥的剂量增加

（二）B₁型题（每组题的备选答案在前，试题在后。每小题只有 1 个正确答案。每个答案可被重复选用，也可不被选用）
    A. 酸枣仁总黄酮

59

B. 酸枣仁水煎液

C. 酸枣仁油

D. 酸枣仁皂苷

E. 酸枣仁多糖

1. 酸枣仁中无明显镇静催眠作用的成分是（　　）

2. 可以增强机体免疫功能的有效成分是（　　）

A. 镇静作用

B. 镇痛作用

C. 增强学习记忆能力

D. 抗心肌缺血

E. 增强机体免疫功能

3. 灵芝缺乏上述何种药理作用（　　）

4. 灵芝多糖具有上述何种药理作用（　　）

A. 远志皂苷元 A　　B. 远志水浸膏

C. 远志皂苷 3D　　D. 远志皂苷 H

E. 远志皂苷 3C

5. 远志具有镇咳作用的成分是（　　）

6. 远志具有脑保护作用的成分是（　　）

（三）X 型题（多项选择题。从每小题 5 个备选答案中选出 2~5 个正确的答案）

1. 酸枣仁镇静催眠作用的有效成分有（　　）

A. 酸枣仁总黄酮　　B. 酸枣仁皂苷

C. 酸枣仁油　　D. 当药素

E. 阿魏酸

2. 酸枣仁镇静催眠作用的特点是（　　）

A. 口服有效

B. 作用快

C. 对动物自主活动有抑制作用

D. 可对抗中枢兴奋药的作用

E. 量效关系不规律

3. 酸枣仁对动物心血管系统的影响有（　　）

A. 显者增强心肌收缩力

B. 降血脂

C. 降低血压

D. 抗心律失常

E. 抗心肌缺血

4. 远志的脑保护作用体现在（　　）

A. 提高老化小鼠的记忆能力

B. 改善条件反射

C. 改善非条件反射

D. 促进神经细胞营养因子的作用

E. 抑制肿瘤坏死因子的作用

5. 磁石的药理作用包括（　　）

A. 镇静　　　B. 抗惊厥

C. 抗炎　　　D. 止血

E. 镇痛

6. 灵芝多糖对免疫功能的影响是（　　）

A. 增强非特异性免疫

B. 增强特异性免疫

C. 拮抗多种免疫损伤

D. 促进淋巴细胞 DNA 合成

E. 抑制免疫系统识别能力

二、填空题

1. 酸枣仁镇静催眠作用特点主要是影响_____。

2. 酸枣仁水提取物抗戊四氮所致惊厥作用表现在_____。

3. 灵芝醇水提取物对脑组织的药理作用是_____。

三、判断题

（认为正确的，在题干后括号内打"√"；认为错误的，在题干后括号内打"×"）

1. 酸枣仁降低血压作用机理与阻断血管壁 α 受体有关。（　　）

2. 灵芝抗肿瘤作用机理在于拮抗肿瘤

免疫抑制作用。（　　）

3. 灵芝抗炎作用特点与肾上腺糖皮质激素类药物相似。（　　）

四、问答题

1. 简述安神药中重镇安神药与养心安神药的区别。

2. 简述酸枣仁镇静催眠作用及作用机理。

3. 简述灵芝增强免疫功能的作用与作用机理。

4. 简述安神药的主要药理作用。

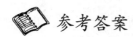 参考答案

一、选择题

（一）A₁型题

1. A   2. C   3. E   4. C   5. B
6. E   7. A   8. E   9. C   10. A
11. A

（二）B₁型题

1. E   2. E   3. B   4. E   5. E
6. B

（三）X型题

1. ABC   2. ACD   3. BCDE
4. ABCDE   5. ABCDE   6. ABCD

二、填空题

1. 慢波睡眠的深睡阶段

2. 减少惊厥次数并降低死亡率

3. 增强学习记忆能力

三、判断题

1. ×   2. √   3. ×

四、问答题

1. 答（要点）：该两类药物的区别在于来源不同，药性质地不同以及临床治疗适应症不同。

2. 答（要点）：酸枣仁皂苷类、黄酮类成分及酸枣仁油等均具有镇静催眠作用。该作用口服有效，但显效较慢，在一定剂量范围内呈现量效关系。可减少自主活动，缩短睡眠潜伏期，可增强催眠药的作用。其作用机理为降低中枢神经系统内的单胺类递质的含量。

3. 答（要点）：灵芝多糖为增强免疫功能的有效成分。其可增强正常小鼠的特异性及非特异性免疫功能；拮抗免疫损伤剂、应激状态以及衰老引起的免疫功能低下，使之明显恢复。其作用机理：①增强淋巴细胞DNA多聚酶活性，促进细胞增殖以及免疫活性因子（IL-2）的合成与分泌；②升高巨噬细胞内cAMP水平，触发其免疫功能。

4. 答（要点）：镇静催眠作用（举例），抗惊厥作用（举例），增强机体免疫功能，对心血管系统作用（抗心律失常、抗心肌缺血）。

第十八章 平肝息风药

习题

一、选择题

（一）A₁型题（单项选择题）

1. 钩藤降压作用最强的化学成分是（ ）
   - A. 钩藤碱
   - B. 钩藤总碱
   - C. 异钩藤碱
   - D. 去氢钩藤碱
   - E. 异去氢钩藤碱

2. 天麻苷元的化学结构与下列何种物质相似（ ）
   - A. 多巴胺
   - B. 去甲肾上腺素
   - C. 5－羟色胺
   - D. 缓激肽
   - E. γ－氨基丁酸

3. 天麻改善记忆的主要有效成分（ ）
   - A. 天麻素
   - B. 香草醇
   - C. 琥珀酸
   - D. 天麻多糖
   - E. 香草醛

4. 天麻含量最高的有效成分是（ ）
   - A. 天麻素
   - B. 天麻苷元
   - C. 香草醇
   - D. 香草醛
   - E. 琥珀酸

5. 地龙现代应用于治疗（ ）
   - A. 肾病综合征
   - B. 脑血管栓塞
   - C. 白细胞减少症
   - D. 肺性脑病
   - E. 急性肝炎

6. 钩藤抗心律失常作用的机理是（ ）
   - A. 减慢心率
   - B. 延长传导时间
   - C. 阻滞 β 受体
   - D. 阻滞钙通道
   - E. 机理不清

7. 羚羊角灌胃给药可对抗哪种药引起的惊厥（ ）
   - A. 戊四氮
   - B. 士的宁
   - C. 印防己毒素
   - D. 咖啡因
   - E. 尼可刹米

8. 地龙抗惊厥作用的有效成分是（ ）
   - A. 蚯蚓素
   - B. 蚯蚓毒素
   - C. 蚯蚓解热碱
   - D. 月桂酸
   - E. 琥珀酸

9. 地龙平喘作用的机理是（ ）
   - A. 松弛平滑肌
   - B. 抑制迷走神经
   - C. 兴奋 β 受体
   - D. 阻滞组胺受体
   - E. 减少过敏介质释放

10. 地龙解热作用的主要环节是（ ）
    - A. 收缩皮肤血管
    - B. 减少产热
    - C. 增加散热
    - D. 与抗炎免疫有关
    - E. 抑制内分泌系统

11. 下列哪项不是天麻的临床应用（ ）
    - A. 神经衰弱
    - B. 高血压
    - C. 神经性头痛
    - D. 传染病高热
    - E. 老年性痴呆

（二）B₁型题（每组题的备选答案在前，试题在后。每小题只有1个正确答案。每个答案可被重复选用，也可不被选用）
   - A. 扩张血管

B. 抑制血栓素 A_2 生成

C. 抑制原癌基因表达

D. 减少激肽灭活

E. 抑制血管紧张素转换酶

1. 钩藤碱抗血栓形成作用的机理是
（　　　）

2. 钩藤逆转左心室肥厚作用的机理是
（　　　）

A. 增加多巴胺含量

B. 增加去甲肾上腺素含量

C. 抗心肌缺血

D. 兴奋苯二氮䓬受体

E. 阻滞心脏 β 受体

3. 天麻对心脏的作用是（　　　）

4. 天麻的镇静作用的机理是（　　　）

A. 镇静　　　　　　B. 抗惊厥

C. 抑制免疫功能　　D. 解热

E. 抗凝促纤维蛋白溶解

5. 地龙不具有的药理作用是（　　　）

6. 与地龙抗血栓作用相关的药理作用
是（　　　）

**（三）X 型题（多项选择题。从每小题
5 个备选答案中选出 2~5 个正确的答案）**

1. 与天麻平肝息风功效相关的药理作
用有（　　　）

A. 镇静　　　　　　B. 抗惊厥

C. 降低血压　　　D. 抗炎

E. 抗眩晕

2. 天麻对脑组织的保护作用有（　　　）

A. 对抗谷氨酸作用

B. 抑制 LPO 生成

C. 兴奋苯二氮䓬受体

D. 降低单胺类递质含量

E. 改善微循环

3. 钩藤降低血压作用的环节是（　　　）

A. 抑制血管运动中枢

B. 阻滞交感神经

C. 阻断神经节

D. 钙拮抗作用

E. 阻滞钾通道

4. 与钩藤镇静作用有关的神经递质是
（　　　）

A. γ - 氨基丁酸　　B. 多巴胺

C. 去甲肾上腺素　　D. 5 - 羟色胺

E. 缓激肽

5. 钩藤降血压作用的特点是（　　　）

A. 口服有效

B. 作用缓慢温和

C. 作用强度有限

D. 无快速耐受现象

E. 降压同时不减少肾血流量

6. 地龙抗血栓形成作用的环节是
（　　　）

A. 抑制凝血过程

B. 促进纤溶过程

C. 抑制血小板聚集

D. 稳定红细胞膜

E. 增加血栓素形成

二、填空题

1. 天麻注射液对实验性心肌梗死家兔，
可降低_____水平，缩小_____面积。

2. 临床应用报道，天麻注射液可引起
_____不良反应。口服天麻蜜环菌片致
_____。

3. 钩藤总碱灌胃给药或者注射可对抗
_____引起的豚鼠哮喘。

三、判断题

**（认为正确的，在题干后括号内打
"√"；认为错误的，在题干后括号内打
"×"）**

1. 天麻抗炎作用机理主要是抑制花生
四烯酸的代谢。（　　　）

2. 天麻改善记忆、延缓衰老作用与其
清除自由基作用有关。（　　　）

3. 钩藤总碱口服给药降压作用不甚明显。（　　）

四、问答题

1. 详述天麻对中枢神经系统的作用以及作用机理。

2. 简述钩藤降压作用有效成分、特点及作用机理。

3. 简述地龙抗血栓形成作用表现及作用机理。

4. 简述平肝息风药的主要药理作用。

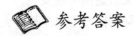 参考答案

一、选择题

（一）A₁型：

1. C　　2. E　　3. A　　4. A　　5. B

6. D　　7. D　　8. E　　9. D　　10. C

11. D

（二）B₁型题

1. B　　2. C　　3. C　　4. D　　5. C

6. E

（三）X型题

1. ABCE　　2. AB　　3. ABCD

4. BCD　　5. ABDE　　6. ABCD

二、填空题

1. 血清丙二醛水平；心肌梗死

2. 过敏；严重脱发

3. 组胺

三、是非题

1. ×　　2. √　　3. ×

四、问答题

1. 答（要点）：天麻及其有效成分可以产生镇静、抗惊厥、保护脑细胞、改善记忆等中枢效应。其镇静效应机理与兴奋苯二氮䓬受体、降低多巴胺与去甲肾上腺素含量有关。脑保护作用来源于对抗谷氨酸作用，降低LPO生成。改善记忆与清除自由基能力有关。

2. 答（要点）：钩藤降压有效成分主要为钩藤碱、异钩藤碱；后者作用强于前者。对多种动物、多种给药途径均有效。注射给药作用快；口服用药作用缓慢温和；重复用药无耐受性。降压作用机理：抑制血管运动中枢；阻滞交感神经与神经节；钙通道阻滞作用。

3. 答（要点）：地龙提取液可延长凝血酶时间、凝血酶原时间等；降低血液黏度；抑制血小板聚集；增强红细胞变形能力；促进纤维蛋白及血块溶解。作用机理：抑制凝血过程；促进纤溶过程；抗血小板聚集；增强红细胞膜稳定性等。

4. 答（要点）：镇静、抗惊厥；降压；抗血拴形成；解热、镇痛等作用（并写出常用药物）。

第十九章 开窍药

习题

一、选择题

（一）A₁型题（单项选择题）

1. 下列哪项不是开窍药的主要药理作用（　　）
   A. 调节中枢神经功能
   B. 抗心肌缺血
   C. 抗炎
   D. 调节机体免疫功能
   E. 以上均非

2. 下列哪项不是影响麝香对中枢作用的因素（　　）
   A. 药物剂量　　B. 机体状态
   C. 给药途径　　D. 动物种属
   E. 药物制剂

3. 麝香降血压作用环节是（　　）
   A. 抑制血管运动中枢
   B. 阻断神经节
   C. 阻断血管 α 受体
   D. 扩张外周血管
   E. 阻断心肌 β 受体

4. 苏合香治疗冠心病心绞痛的药理作用主要表现在（　　）
   A. 阻断心肌 β 受体
   B. 轻度抑制心肌收缩力
   C. 扩张侧支血管
   D. 增加心肌血流量
   E. 抗心律失常

5. 苏合香抗血小板聚集的主要有效成分是（　　）
   A. 桂皮酸　　B. 齐墩果酸

C. 亚油酸　　D. 香荚兰醛
   E. 苏合香素

6. 具有抗抑郁作用的药物制剂或成分是（　　）
   A. 石菖蒲水提液
   B. 石菖蒲挥发油
   C. α - 细辛醚
   D. β - 细辛醚
   E. 细辛醛

7. 石菖蒲解痉作用的机理是（　　）
   A. 兴奋 M 受体
   B. 阻断 M 受体
   C. 阻断 α 受体
   D. 降低平滑肌张力
   E. 钙阻滞作用

8. 冰片抗炎作用的机理是（　　）
   A. 降低血管通透性
   B. 改善微循环
   C. 抑制炎性介质释放
   D. 对抗组胺作用
   E. 阻滞 H₁ 受体

9. 下列哪项不是冰片对中枢神经系统的作用（　　）
   A. 提高中枢耐缺氧能力
   B. 镇静
   C. 镇痛
   D. 抗炎
   E. 提高血脑屏障通透性

10. 麝香对心脏的效应为（　　）
   A. 抑制心肌收缩力
   B. 缓解心绞痛
   C. 抗心律失常
   D. 提高室颤阈
   E. 减慢心率

11. 下列哪项不是石菖蒲的临床适应症
（　　）
    A. 冠心病   B. 癫痫大发作
    C. 支气管哮喘   D. 痴呆
    E. 脑病昏迷

（二）B_1 型题（每组题的备选答案在前，试题在后。每小题只有 1 个正确答案。每个答案可被重复选用，也可不被选用）

    A. 提高中枢耐缺氧能力
    B. 减轻脑水肿
    C. 抑制环氧化酶活性
    D. 调节中枢功能
    E. 促进神经功能恢复

1. 与麝香开窍醒神功效无关的药理作用是（　　）

2. 麝香抗炎作用机理之一是（　　）
    A. 增加冠状动脉血流量
    B. 阻断 β 受体
    C. 抑制 TXA_2 合成
    D. 促进 PGI_2 合成
    E. 抑制凝血酶作用

3. 苏合香抗心肌缺血的作用环节是（　　）

4. 苏合香抗血小板聚集的作用机理是（　　）
    A. 石菖蒲水提液
    B. 石菖蒲总挥发油
    C. α－细辛醚
    D. β－细辛醚
    E. 石竹烯

5. 石菖蒲解痉作用最强的成分或制剂（　　）

6. 不具有改善学习记忆作用的成分（　　）

（三）X 型题（多项选择题。从每小题 5 个备选答案中选出 2～5 个正确的答案）

1. 麝香对中枢神经系统的作用（　　）
    A. 可对抗中枢抑制药的作用

    B. 可降低中枢兴奋药的毒性
    C. 提高中枢耐缺氧能力
    D. 促进神经功能恢复
    E. 清除自由基

2. 麝香抗炎作用机理是（　　）
    A. 增强肾上腺皮质功能
    B. 抑制环氧化酶
    C. 抑制脂氧化酶
    D. 抑制血小板活化因子释放
    E. 抑制溶酶体释放

3. 麝香临床可用于治疗（　　）
    A. 冠心病   B. 高热神昏、惊厥
    C. 癫痫   D. 咽喉肿痛
    E. 骨质增生

4. 石菖蒲用药不当可引起的不良反应有（　　）
    A. 抑制呼吸   B. 行走困难
    C. 肌肉抽搐   D. 恶心呕吐
    E. 致突变作用

5. 石菖蒲对中枢神经系统可以产生的药理作用有（　　）
    A. 镇静   B. 镇痛
    C. 抗惊厥   D. 抗抑郁
    E. 改善学习记忆

6. 与苏合香开窍止痛功效相关的药理作用是（　　）
    A. 抗心肌缺血
    B. 抗血小板聚集
    C. 抗菌作用
    D. 抗血栓形成
    E. 祛痰作用

二、填空题

1. 麝香与中枢兴奋药对中枢神经系统的影响，其主要区别在于麝香＿＿＿＿＿。

2. 麝香缓解心绞痛的作用环节认为系＿＿＿＿＿的结果。

3. 石菖蒲改善记忆的作用体现在对

_____、_____及_____均有不同程度的改善作用。

三、判断题

（认为正确的，在题干后括号内打"√"；认为错误的，在题干后括号内打"×"）

1. 麝香抗炎作用机理与增强肾上腺皮质功能有关。（　　）

2. 麝香具有肝药酶诱导作用，连续应用可使药效作用减弱。（　　）

3. 石菖蒲抗抑郁作用机理与γ–氨基丁酸代谢有关。（　　）

四、问答题

1. 简述麝香对中枢神经系统的作用。

2. 简述麝香抗炎作用成分、作用环节及作用机理。

3. 简述石菖蒲对中枢神经系统的作用表现。

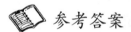 参考答案

一、选择题

（一）A₁型题

1. D　　2. C　　3. D　　4. D　　5. A

6. A　　7. B　　8. C　　9. D　　10. B

11. A

（二）B₁型题

1. C　　2. C　　3. A　　4. C　　5. B

6. E

（三）X型题

1. ABCD　　2. ABCDE　　3. ABDE

4. ABCE　　5. ACDE　　6. ABD

二、填空题

1. 对中枢神经功能具有兴奋和抑制的双重调节作用

2. 扩张外周血管

3. 记忆获得障碍，记忆巩固障碍，记忆再现障碍

三、判断题

1. √　　2. √　　3. ×

四、问答题

1. 答（要点）：麝香对中枢神经系统功能具有调节作用，既可以拮抗中枢抑制药的作用，又可以对抗中枢兴奋药的毒性。能提高中枢耐缺氧能力，对缺血缺氧脑损伤有保护作用。对脑缺血再灌注损伤引起的神经元损伤有保护作用，减轻脑水肿，促进神经功能恢复。

2. 答（要点）：麝香抗炎成分为多肽类物质以及水溶性糖蛋白。其多种给药途径、对多种炎症模型、对炎症发生发展的多个环节均有效。其作用机理：①增强肾上腺皮质功能；②抑制环氧化酶和脂氧化酶；③抑制血小板活化因子和溶酶体酶释放。

3. 答（要点）：石菖蒲对中枢可以产生镇静、抗惊厥、抗抑郁及改善记忆的作用。镇静作用以挥发油较强，可对抗中枢兴奋药作用。可对抗药物性或电惊厥。其多种成分对动物学习记忆均有促进作用，可影响学习记忆的多个阶段，其中以总挥发油作用为优。

第二十章 补虚药

📖 习题

一、选择题

（一）A₁型题（单项选择题）

1. 白芍现代应用于治疗（　　）
    A. 痛风　　　　B. 类风湿性关节炎
    C. 高血压　　　D. 心律失常
    E. 感染性休克

2. 下列哪项不是人参的现代应用
（　　）
    A. 感染性休克　　B. 冠心病
    C. 感冒　　　　　D. 高脂血症
    E. 白细胞减少症

3. 下列哪项不是人参对物质代谢的作
用（　　）
    A. 促进核酸合成
    B. 促进蛋白质合成
    C. 降低血脂
    D. 抗动脉粥样硬化
    E. 对血糖无影响

4. 人参皂苷的苷元类型有（　　）
    A. 人参三醇类　　B. 人参四醇类
    C. 人参五醇类　　D. 人参六醇类
    E. 以上均非

5. 对病毒性心肌炎疗效最好的药物是
（　　）
    A. 人参　　　B. 党参
    C. 黄芪　　　D. 白术
    E. 甘草

6. 具有较好利尿作用的药物是（　　）
    A. 白术　　　B. 黄芪
    C. 甘草　　　D. 人参

    E. 当归

7. 黄芪治疗感冒的主要药理作用是
（　　）
    A. 增强机体免疫功能
    B. 抑制或杀灭病毒作用
    C. 抑制或杀灭细菌作用
    D. 抗炎作用
    E. 解热作用

8. 具有抗骨质疏松作用的药物是
（　　）
    A. 麦冬　　　B. 党参
    C. 淫羊藿　　D. 白术
    E. 甘草

9. 具有抑制子宫收缩作用的药物是
（　　）
    A. 人参　　　B. 黄芪
    C. 麦冬　　　D. 白术
    E. 党参

10. 具有促进凝血作用的药物是
（　　）
    A. 当归　　　B. 白芍
    C. 白术　　　D. 黄芪
    E. 熟地黄

11. 下列哪项不是生品何首乌的不良反
应（　　）
    A. 大便稀溏　　B. 腹痛
    C. 恶心　　　　D. 呕吐
    E. 便秘

12. 下列具有抗动脉粥样硬化作用的药
物是（　　）
    A. 北沙参　　B. 鹿茸
    C. 麦冬　　　D. 何首乌
    E. 熟地黄

13. 下列哪项不属于何首乌延缓衰老作

用（　　）

    A. 延长老年鹌鹑半数死亡时间

    B. 降低脑组织 LPO 含量

    C. 增加培养细胞的传代数

    D. 降低脑组织 SOD 活性

    E. 抑制脑内 MAO－B 活性

14. 治疗乙型病毒性肝炎的药物是（　　）

    A. 党参　　　B. 熟地黄

    C. 白芍　　　D. 麦冬

    E. 北沙参

15. 对机体免疫功能具有抑制作用的药物是（　　）

    A. 人参　　　B. 北沙参

    C. 党参　　　D. 当归

    E. 白术

16. 熟地黄治疗银屑病的作用机理是（　　）

    A. 抗脂质过氧化

    B. 增强机体免疫功能

    C. 抗溃疡

    D. 抑制上皮细胞增生

    E. 降压作用

17. 具有抑制器官移植排斥反应的药物是（　　）

    A. 何首乌　　　B. 淫羊藿

    C. 鹿茸　　　D. 枸杞子

    E. 冬虫夏草

18. 补中益气功效较强的药物是（　　）

    A. 党参　　　B. 黄芪

    C. 白术　　　D. 人参

    E. 熟地黄

19. 可治疗病毒性肠炎的药物是（　　）

    A. 人参　　　B. 黄芪

    C. 白术　　　D. 甘草

    E. 以上均非

20. 具有糖皮质激素样作用的药物是（　　）

    A. 白术　　　B. 人参

    C. 黄芪　　　D. 甘草

    E. 当归

21. 下列哪项不是黄芪的抗应激作用（　　）

    A. 增强小鼠肌力

    B. 延长大鼠游泳时间

    C. 增强巨噬细胞吞噬功能

    D. 使动物肾上腺皮质增厚

    E. 增加动物肾上腺重量

22. 下列哪项不是甘草的镇咳作用（　　）

    A. 抑制 SO_2 引起的咳嗽

    B. 抑制氨水引起的咳嗽

    C. 抑制咳嗽中枢

    D. 缓解咽喉炎症刺激

    E. 抑制电刺激猫喉上神经所致咳嗽

23. 下列哪项不属于甘草的不良反应（　　）

    A. 血压增高

    B. 浮肿

    C. 血钾降低

    D. 假醛固酮增多症

    E. 诱发消化性溃疡

24. 当归促进造血功能的主要有效成分是（　　）

    A. 挥发油　　　B. 阿魏酸

    C. 当归多糖　　　D. 琥珀酸

    E. 尿嘧啶

25. 当归抗血栓的主要有效成分是（　　）

    A. 当归多糖　　　B. 阿魏酸

    C. 当归酮　　　D. 藁本内酯

    E. 琥珀酸

26. 下列哪项不是当归对子宫的作用（　　）

A. 对抗垂体后叶素引起的子宫兴奋作用

B. 对抗肾上腺素引起的子宫兴奋作用

C. 对抗组织胺引起的子宫兴奋作用

D. 对处于抑制状态的子宫有抑制作用

E. 对子宫平滑肌痉挛收缩有抑制作用

27. 下列哪项不是当归促进造血功能的作用（　　）

A. 增加外周血红细胞数

B. 增加外周血白细胞数

C. 对抗放射线所致骨髓造血功能抑制

D. 对苯肼引起的小鼠贫血无效

E. 对抗化学药物所致骨髓造血功能抑制

28. 治疗胃溃疡的甘草成分的衍生物是（　　）

A. 阿魏酸

B. 甘草酸单胺

C. 多种氨基酸

D. 微量元素

E. 甘草次酸的琥珀酸半酯二钠盐（生胃酮）

29. 枸杞子增强机体免疫功能的主要成分是（　　）

A. 甜菜碱　　　B. 枸杞多糖

C. 莨菪碱　　　D. 氨基酸

E. 维生素

30. 下列哪项不是甘草抗溃疡的作用机理（　　）

A. 抑制胃液、胃酸分泌

B. 直接吸附胃酸降低酸度

C. 增加己糖胺含量保护胃黏膜

D. 抑制胃黏膜合成前列腺素

E. 促进消化道上皮细胞再生

31. 麦冬治疗冠心病心绞痛的主要作用是（　　）

A. 抗氧自由基损伤心肌

B. 升高血压

C. 降低血压

D. 抗心律失常

E. 增加心肌营养性血流量

32. 鹿茸促进骨生长作用的成分是（　　）

A. 雄激素　　　B. 雌二醇

C. 氨基酸　　　D. 胆固醇

E. 鹿茸多肽

33. 下列哪项不是鹿茸增强性腺功能的作用（　　）

A. 促进贮精囊生长和增重

B. 促进包皮腺生长和增重

C. 促进前列腺生长和增重

D. 促进肾上腺生长和增重

E. 促进子宫发育和增重

34. 下列哪项不是淫羊藿增强性腺功能的作用（　　）

A. 促进犬精液分泌

B. 改善肾阳虚症状

C. 增加提肛肌重量

D. 升高血浆睾丸酮水平

E. 升高血浆雌二醇水平

35. 可治疗肾功能衰竭的药物是（　　）

A. 冬虫夏草　　　B. 淫羊藿

C. 鹿茸　　　　　D. 熟地黄

E. 白术

36. 对红斑狼疮具有治疗作用的药物是（　　）

A. 熟地黄　　　B. 冬虫夏草

C. 人参　　　　D. 淫羊藿

E. 黄芪

37. 下列除哪项外，均为黄芪对心血管系统的作用（　　）

A. 强心　　　　B. 降压

C. 升压　　　　D. 抗病毒性心肌炎

E. 抗风湿性心肌炎

38. 可应用于治疗神经衰弱的药物是

( )

    A. 冬虫夏草   B. 淫羊藿

    C. 白术   D. 麦冬

    E. 鹿茸

39. 党参治疗冠心病心绞痛的药理基础是（ ）

    A. 增强心肌收缩力作用

    B. 降低冠状动脉灌注阻力

    C. 降低血压

    D. 升高血压

    E. 以上均非

40. 黄芪治疗病毒性心肌炎最主要的药理作用是（ ）

    A. 直接抑制或杀灭病毒

    B. 增强机体免疫功效

    C. 抑制机休免疫功效

    D. 抑制心肌细胞产生干扰素

    E. 抑制 NK 细胞活性

41. 何首乌延缓衰老作用最主要的是（ ）

    A. 降低脑内 MAO – B 活性

    B. 提高脑组织 DA 含量

    C. 提高脑组织 5 – HT 含量

    D. 提高脑组织 NE 含量

    E. 延长果蝇寿命

42. 何首乌的现代应用于治疗（ ）

    A. 高血压   B. 低血压

    C. 高脂血症   D. 惊厥

    E. 癫痫大发作

43. 下列哪项属于枸杞子延缓衰老的作用（ ）

    A. 增加脑组织氧自由基

    B. 增加脑组织 LPO 含量

    C. 降低脑组织 SOD 活性

    D. 降低脑组织 NA 含量

    E. 降低脑组织脂褐质含量

44. 麦冬制剂现代主要用于治疗（ ）

    A. 高血压

    B. 冠心病心绞痛

    C. 肾功能衰竭

    D. 乙型病毒性肝炎

    E. 胃溃疡

45. 人参延缓衰老的作用是（ ）

    A. 提高脑内单胺氧化酶 B 活性

    B. 提高超氧化物歧化酶活性

    C. 增高体内氧自由基含量

    D. 增高神经细胞膜流动性

    E. 以上均非

46. 下列哪项是当归抗血栓形成的作用机理（ ）

    A. 缩短凝血酶原时间

    B. 增加纤维蛋白原含量

    C. 增加血小板数

    D. 抑制血小板聚集

    E. 增加血液黏度

（二）B_1 型题（每组题的备选答案在前，试题在后。每小题只有 1 个正确答案。每个答案可被重复选用，也可不被选用）

    A. 麦冬   B. 人参

    C. 白芍   D. 甘草

    E. 白术

1. 用于治疗肝硬化腹水的药物是（ ）

2. 常用于中药复方治疗休克的药物是（ ）

    A. 高脂血症   B. 高血压

    C. 痛经   D. 肾功能衰竭

    E. 失眠

3. 人参（红参）的现代应用有（ ）

4. 当归的现代应用有（ ）

    A. 党参   B. 黄芪

    C. 生白术   D. 甘草

    E. 生白芍

5. 治疗便秘的药物是（ ）

6. 治疗阿狄森病的药物是（ ）

A. 当归　　　B. 熟地黄

C. 甘草　　　D. 人参

E. 白术

7. 具有抗甲状腺作用的药物是（　　）

8. 具有增强甲状腺作用的药物是（　　）

A. 党参　　　B. 当归

C. 北沙参　　D. 何首乌

E. 冬虫夏草

9. 具有解热作用的药物是（　　）

10. 具有性激素样作用的药物是（　　）

A. 甜菜碱　　B. 莨菪碱

C. 氨基酸　　D. 枸杞多糖

E. 维生素

11. 枸杞子降血糖作用的主要成分是（　　）

12. 枸杞子保肝作用的主要成分是（　　）

A. 当归　　　B. 生甘草

C. 生何首乌　D. 熟地黄

E. 鹿茸

13. 具有性激素样作用的药物是（　　）

14. 具有润肠通便作用药物是（　　）

A. 人参皂苷 Ra 类

B. 人参皂苷 Rb 类

C. 人参皂苷 Re 类

D. 人参皂苷 Rf 类

E. 人参皂苷 Rg 类

15. 人参具有中枢兴奋作用的化学成分是（　　）

16. 人参具有中枢抑制作用的化学成分是（　　）

A. 挥发油与阿魏酸

B. 水溶性非挥发性成分

C. 氨基酸

D. 维生素

E. 微量元素

17. 当归兴奋子宫平滑肌的主要有效成分是（　　）

18. 当归抑制子宫平滑肌的主要有效成分是（　　）

A. 慢性乙型病毒性肝炎

B. 高血压

C. 白细胞减少症

D. 糖尿病

E. 失眠

19. 何首乌可用于治疗（　　）

20. 冬虫夏草现代用于治疗（　　）

（三）X 型题（多项选择题。从每小题 5 个备选答案中选出 2~5 个正确的答案）

1. 人参的强心作用表现为（　　）

A. 增强心肌收缩力

B. 增加心排出量

C. 增加冠脉流量

D. 轻度抑制心肌细胞膜钠泵活性

E. 明显加快心率

2. 具有性激素样作用的药物有（　　）

A. 鹿茸　　　B. 熟地黄

C. 淫羊藿　　D. 冬虫夏草

E. 白芍

3. 具有治疗骨质疏松作用的药物是（　　）

A. 当归　　　B. 白术

C. 鹿茸　　　D. 淫羊藿

E. 冬虫夏草

4. 具有促进骨生长作用的药物是（　　）

A. 人参　　　B. 鹿茸

C. 当归　　　D. 何首乌

E. 淫羊藿

5. 与甘草清热解毒功效相关的药理作用是（　　）

A. 抗菌

B. 抗病毒

C. 促进溃疡愈合

D. 抗炎

E. 抗变态反应损伤

6. 人参对心血管系统的作用有（　　　）

A. 强心

B. 扩张血管、调节血压

C. 抗休克

D. 抗心肌缺血

E. 改善血液流变学

7. 当归增强机体免疫功能的作用包括是（　　　）

A. 增强非特异性免疫功能

B. 增强细胞免疫功能

C. 增强体液免疫功能

D. 诱生细胞因子

E. 诱生干扰素

8. 枸杞抗肿瘤的作用特点为（　　　）

A. 显著抑制实体型肿瘤生长

B. 提高抗瘤药疗效，减少毒副作用

C. 抑制机体免疫功能

D. 提高抗感染能力

E. 延长荷瘤动物生存时间

9. 人参对肾上腺皮质功能的作用是（　　　）

A. 增加动物肾上腺重量

B. 降低肾上腺内维生素 C 含量

C. 升高肾上腺内维生素 C 含量

D. 增加尿液 17－羟类固醇排泄量

E. 增强肾上腺皮质功能

10. 鹿茸"强筋骨"功效有关的药理作用是（　　　）

A. 促进骨细胞增殖

B. 促进软骨细胞增殖

C. 促进骨折处骨痂形成

D. 促进骨折愈合

E. 促进^{3}H－TdR 掺入培养的骨细胞

11. 可治疗白细胞减少症的药物是（　　　）

A. 人参　　　B. 北沙参

C. 白术　　　D. 炙甘草

E. 淫羊藿

12. 现代应用于肝病的药物是（　　　）

A. 黄芪　　　B. 冬虫夏草

C. 白芍　　　D. 麦冬

E. 鹿茸

13. 党参益智作用机理包括（　　　）

A. 拮抗东莨菪碱引起的小鼠记忆获得障碍

B. 改善亚硝酸钠引起的小鼠记忆巩固障碍

C. 改善乙醇引起的小鼠记忆再现缺损

D. 拮抗咖啡因的中枢兴奋作用

E. 增强脑内乙酰胆碱与 M 受体的结合力

14. 人参益智作用的机理是（　　　）

A. 促进脑内 RNA 和蛋白质合成

B. 阻断脑内多巴胺神经的作用

C. 促进脑神经细胞发育

D. 保护脑神经细胞

E. 增加脑血液供给

15. 人参的"适应原样作用"包括（　　　）

A. 改善应激动物肾上腺病理变化

B. 提高耐缺氧能力

C. 降低小鼠在低温条件下的死亡率

D. 对中枢神经系统有兴奋作用

E. 对抗噪音刺激引起的体温升高

16. 甘草的糖皮质激素样作用表现为（　　　）

A. 使血中嗜酸性白细胞数减少

B. 使血中嗜酸性白细胞数增多

C. 使血中淋巴细胞数减少

D. 使血中淋巴细胞数增多

E. 尿中 17－羟皮质酮含量增加

17. 熟地黄降血糖作用包括（　　　）

A. 对正常大鼠血糖无影响

B. 降低四氧嘧啶引起的高血糖
C. 降低肾上腺素引起的高血糖
D. 降低葡萄糖引起的高血糖
E. 增加肝糖原含量

18. 白术对肠管运动的作用是（　　）
A. 对正常肠肌有兴奋作用
B. 对抗 Ach 兴奋肠肌作用
C. 对抗肾上腺素抑制肠肌作用
D. 促进胃排空作用
E. 促进小肠推进功能

19. 下列哪些属于鹿茸的抗应激作用
（　　）
A. 抗疲劳　　　　B. 抗惊厥
C. 耐高温　　　　D. 抗寒冷
E. 镇痛作用

20. 下列哪些是甘草的现代应用
（　　）
A. 胃溃疡　　　　B. 高血压
C. 食物中毒　　　D. 皮肤病
E. 糖尿病

二、填空题

1. 参一胶囊（人参皂苷 Rg_3）主要用于治疗_____。
2. 人参的主要有效成分是_____。
3. 人参急性中毒的特征是_____。
4. 党参对血压的影响是_____。
5. 党参现代应用于治疗_____。
6. 黄芪对消化系统的作用有_____。
7. 白术现代应用于治疗_____。
8. 熟地黄现代应用于治疗_____。
9. 北沙参对机体免疫功能的作用是_____。
10. 应用冬虫夏草的免疫抑制作用可治疗_____。
11. 鹿茸现代应用于治疗_____。
12. 鹿茸促进骨生长的主要有效成分是_____。

三、判断题

（认为正确的，在题干后括号内打"√"；认为错误的，在题干后括号内打"×"）

1. 人参对中枢神经系统仅有兴奋作用。（　　）
2. 人参含有齐墩果酸类人参皂苷而具有保肝作用。（　　）
3. 甘草具有盐皮质激素样作用可引起水肿。（　　）
4. 党参具有改善血液流变学特性的作用。（　　）
5. 黄芪具有增强性腺功能的作用。（　　）
6. 甘草具有降血脂和抗动脉粥样硬化的作用。（　　）
7. 当归对子宫的作用与子宫所处的机能无关。（　　）
8. 黄芪能治疗病毒性心肌炎是因为它具有杀灭病毒的作用。（　　）
9. 冬虫夏草对机体免疫功能仅有抑制作用。（　　）
10. 枸杞子可治疗男性不育症。（　　）

四、问答题

1. 详述补虚药的主要药理作用。
2. 详述人参益智作用的机理。
3. 简述人参的主要药理作用。
4. 简述党参的主要药理作用。
5. 简述黄芪的主要药理作用。
6. 简述甘草的主要药理作用。
7. 简述甘草解毒作用及作用机理。
8. 简述当归的主要药理作用。
9. 简述鹿茸的主要药理作用。
10. 简述何首乌的主要药理作用。
11. 简述枸杞子的主要药理作用。
12. 简述淫羊藿的主要药理作用。

参考答案

一、选择题

（一）A₁型题

1. B	2. C	3. E	4. A	5. C
6. A	7. A	8. C	9. D	10. E
11. E	12. D	13. D	14. C	15. B
16. D	17E	18. A	19. B	20. D
21. C	22. C	23. E	24. C	25. B
26. D	27. D	28. B	29. B	30. D
31. E	32. E	33. D	34. B	35. A
36. C	37. E	38. B	39. B	40. B
41. E	42. C	43. E	44. B	45. B
46. D				

（二）B₁型题

1. E	2. B	3. A	4. C	5. C
6. D	7. B	8. D	9. C	10. E
11. D	12. A	13. E	14. C	15. E
16. B	17. B	18. A	19. E	20. A

（三）X型题

1. ABCD　　2. ACD　　3. CD　　4. BE
5. ABDE　　6. ABCD　　7. ABCDE
8. ABE　　9. ABDE　　10. ABCDE
11. AE　　12. AB　　13. ABCE
14. ACDE　　15. ABCE　　16. ACE
17. BCDE　　18. ABCDE　　19. ACD
20. ACD

二、填空题

1. 肿瘤
2. 人参皂苷
3. 出血
4. 调节血压
5. 冠心病，血液系统疾病
6. 保肝，抗溃疡作用
7. 肝硬化腹水，腰痛

8. 银屑病，糖尿病
9. 抑制作用
10. 器官移植排斥反应，红斑狼疮
11. 阳痿，血液病
12. 鹿茸多肽

三、判断题

1. ×　2. √　3. √　4. √　5. √
6. √　7. ×　8. ×　9. ×　10. √

四、问题题

1. 答（要点）：（1）增强或调节机体免疫功能；（2）对中枢神经系统的影响：兴奋与抑制作用，提高脑力工作效率，增高智能；（3）对物质代谢的影响：促进核酸和蛋白质合成，降血脂和降血糖，调节微量元素代谢；（4）对内分泌系统的影响：增强肾上腺皮质功能，增强性腺功能，调节甲状腺功能；（5）延缓衰老作用；（6）强心，降血压，促进造血功能，改善消化功能；（7）抗肿瘤。应举例说明。

2. 答：（要点）：（1）促进脑内RNA和蛋白质的合成；（2）促进脑内神经递质Ach的合成和释放，提高脑内DA和NA的含量；（3）促进脑神经细胞发育，增加脑重量，增加海马神经细胞数目，提高海马区神经元功能；（4）保护神经细胞，降低体外培养神经细胞的死亡率，延长其存活时间；（5）增加脑的供血、供氧及改善能量代谢。

3. 答（要点）：（1）对中枢神经功能的影响：兴奋与抑制的调节作用，提高脑力工作效率，益智作用；（2）增强机体免疫功能；（3）增强造血功能；（4）对内分泌系统的影响：增强肾上腺皮质功能，增强性腺功能，增强甲状腺功能；（5）对物质代谢的影响：促进核酸和蛋白质合成，降血脂，降血糖；（6）抗应激作用；（7）对心血管系统的影响：强心，调节血压，抗休克，抗心肌缺血；（8）延缓衰老作用；（9）抗肿瘤作用。

4. 答（要点）：（1）对消化系统的影响：调整胃肠运动功能，抗溃疡作用；（2）增强机体免疫功能；（3）增强造血功能；（4）抗应激作用；（5）对心血管系统的影响：强心、抗休克，调节血压，抗心肌缺血；（6）改善血液流变学；（7）益智作用；（8）镇静、催眠、抗惊厥作用。

5. 答（要点）：（1）增强机体免疫功能；（2）增强造血功能；（3）对物质代谢的影响：促进蛋白质代谢更新，调节血糖水平；（4）增强性腺功能；（5）抗应激作用；（6）延缓衰老作用；（7）对心血管系统的影响：强心，调节血压，抗病毒性心肌炎；（8）保肝，抗溃疡作用。

6. 答（要点）：（1）肾上腺皮质激素样作用：具有盐皮质激素样和糖皮质激素样作用；（2）双向调节机体免疫功能；（3）抗病毒、抗菌、抗炎、抗变态反应；（4）镇咳、祛痰；（5）对消化系统的影响：抗溃疡，解痉，保肝；（6）解毒作用；（7）抗心律失常；（8）降血脂、抗动脉粥样硬化、抑制血小板聚集。

7. 答（要点）：解毒作用：对误食毒物、药物中毒均有一定解毒作用，能缓解中毒症状，降低中毒动物的死亡率，主要解毒成分为甘草甜素。作用机制：（1）吸附毒物，甘草甜素水解后释放的葡萄糖醛酸可与含羧基、羟基的毒物结合，减少毒物的吸收；（2）通过物理化学沉淀毒物以减少吸收；（3）肾上腺皮质激素样作用，提高机体对毒物的耐受能力；（4）提高小鼠肝细胞色素P-450的含量，增强肝脏的解毒功能。

8. 答（要点）：（1）促进造血功能：升高外周血红细胞数、白细胞数、血红蛋白含量，对抗化学药物和放射线引起的骨髓造血功能抑制；（2）抑制血栓形成；（3）降血脂作用；（4）对心血管作用：抗心肌缺血，抗心律失常，降低血压；（5）对子宫平滑肌有兴奋与抑制两种作用，与子宫所处机能状态有关；（6）增强机体免疫功能；（7）保肝，抗辐射、抗损伤等。

9. 答（要点）：（1）性激素样作用：兼有雄性激素和雌性激素样作用；（2）促进核酸和蛋白质合成；（3）促进骨生长作用；（4）增强造血功能；（5）增强机体免疫功能；（6）抗应激作用；（7）延缓衰老作用；（8）增加冠脉流量及抗心律失常作用；（9）抗炎、抗溃疡作用。

10. 答（要点）：（1）促进造血功能；（2）增强机体免疫功能；（3）降血脂与抗动脉粥样硬化；（4）保肝作用；（5）延缓衰老作用；（6）对内分泌的影响：增强肾上腺皮质功能，提高抗应激能力；（7）润肠通便；（8）抑制细菌、抗流感病毒作用等。

11. 答（要点）：（1）增强机体免疫功能；（2）延缓衰老作用；（3）保肝作用；（4）降血糖作用；（5）抗肿瘤作用；（6）降血压作用等。

12. 答（要点）：（1）增强性腺功能：兼有雄性激素和雌性激素样作用；（2）增强机体免疫功能；（3）促进骨生长作用；（4）延缓衰老作用；（5）强心，降血压，增加冠脉流量，增加脑血流量；（6）改善阳虚证候；（7）增强造血功能；（8）抗血栓形成、降血脂、降血糖作用等。

第二十一章 收涩药

习题

一、选择题

（一）A₁型题（单项选择题）

1. 下列哪项不是收涩药的功效（　　）
   A. 敛汗　　　B. 止泻
   C. 固精　　　D. 止吐
   E. 止血

2. 五味子的主要成分为（　　）
   A. 生物碱
   B. 有机酸
   C. 维生素 C
   D. 维生素 E
   E. 联苯环辛烯型木脂素

3. 下列哪项不是五味子的镇静催眠作用（　　）
   A. 延长戊巴比妥钠引起的睡眠时间
   B. 促进镇静药阈下催眠剂量致动物睡眠
   C. 减少小鼠自发活动
   D. 对抗咖啡因引起的惊厥
   E. 对抗苯丙胺中枢兴奋作用

4. 下列哪项是五味子的药理作用（　　）
   A. 驱蛔虫　　B. 保肝
   C. 抗病毒　　D. 解热
   E. 抗动脉粥样硬化

5. 五味子的药理作用是（　　）
   A. 抗休克　　B. 镇痛
   C. 降血糖　　D. 抗溃疡
   E. 抑制子宫

6. 下列哪项不是五味子延缓衰老的作用（　　）
   A. 清除活性氧自由基
   B. 升高红细胞 SOD 活性
   C. 促进老化兔生殖细胞增生
   D. 增加老化小鼠脑组织蛋白质含量
   E. 增加老年动物脑血流量

7. 五味子复方治疗心肌梗死的最主要药理作用是（　　）
   A. 抑制心肌收缩性
   B. 减慢心率
   C. 增加冠脉血流量
   D. 提高心肌细胞代谢酶活性
   E. 增加心肌耗氧量

8. 下列哪项是五味子的现代应用（　　）
   A. 肝炎　　　　　B. 心律失常
   C. 病毒性心肌炎　D. 心力衰竭
   E. 高血压

9. 五味子的现代应用于治疗（　　）
   A. 风湿性关节炎
   B. 风湿性心脏病
   C. 高脂血症
   D. 急性肾小球肾炎
   E. 神经官能症

10. 下列哪项不是山茱萸抗休克的作用（　　）
    A. 增强心肌收缩性
    B. 增加心脏输出量
    C. 升高休克动物血压
    D. 减少休克动物肾血流量
    E. 延长休克动物生存时间

11. 山茱萸的免疫抑制作用表现为（　　）
    A. 加速血清抗体 IgG 形成

B. 加速血清抗体 IgM 形成

C. 加速 T 淋巴细胞增殖

D. 激活网状内皮系统吞噬功能

E. 抑制器官移植的排斥反应

12. 山茱萸最主要的成分是（　　）

A. 山茱萸苷　　B. 没食子酸

C. 苹果酸　　　D. 鞣质

E. 熊果酸

13. 下列哪项不是山茱萸的抗炎作用（　　）

A. 减轻二甲苯所致组织水肿

B. 抑制蛋清引起的炎性渗出

C. 抑制醋酸引起的炎性渗出

D. 抑制肉芽组织增生

E. 降低大鼠肾上腺内维生素 C 含量

14. 下列哪项不是五味子的保肝作用（　　）

A. 减轻四氯化碳引起的动物肝损伤作用

B. 减轻肝细胞坏死

C. 升高血清 ALT 活性

D. 防止肝脂肪性变

E. 抗肝纤维化

15. 在收涩药收敛作用的叙述中，下列哪项是错误的（　　）

A. 收涩药所含的鞣质，具有收敛作用

B. 鞣质与溃疡面接触，可凝固表层蛋白质，形成保护层，减轻创面刺激

C. 鞣质可固涩汗腺，引起汗液分泌减少

D. 鞣质有溶血作用，外用可加重皮肤局部出血

E. 以上均非

（二）B₁ 型题（每组题的备选答案在前，试题在后。每小题只有 1 个正确答案。每个答案可被重复选用，也可不被选用）

A. 五味子　　B. 山茱萸

C. 乌梅　　　D. 肉豆蔻

E. 赤石脂

1. 可治疗儿童遗尿症的药物是（　　）

2. 可治疗支气管哮喘的药物是（　　）

A. 赤石脂　　B. 石榴皮

C. 山茱萸　　D. 五味子

E. 海螵蛸

3. 可治疗美尼尔氏综合征的药物是（　　）

4. 可治疗肩周炎的药物是（　　）

（三）X 型题（多项选择题。从每小题 5 个备选答案中选出 2~5 个正确的答案）

1. 收涩药的主要药理作用有（　　）

A. 抗惊厥　　B. 止泻

C. 止汗　　　D. 解痉

E. 止血

2. 五味子对呼吸系统的作用有（　　）

A. 兴奋呼吸中枢

B. 抑制呼吸中枢

C. 抑制呼吸道病毒

D. 祛痰

E. 镇咳

3. 五味子增强机体免疫功能的表现是（　　）

A. 升高外周血白细胞数量

B. 对抗环磷酰胺引起的白细胞数减少

C. 促进淋巴细胞 DNA 合成

D. 抑制抗体分泌细胞功能

E. 延长小鼠移植心脏存活时间

4. 下列哪些属于五味子保肝作用的机理（　　）

A. 促进肝细胞蛋白质、糖原的生物合成

B. 增高肝药酶活性，增强肝脏解毒能力

C. 提高肝细胞浆内 SOD 活性，减轻氧自由基对肝细胞的损伤

D. 保护肝细胞膜的结构完整和功能

正常

    E. 增强肾上腺皮质功能，减轻肝细胞炎症反应

二、填空题

1. 五味子丙素的中间产物联苯双酯用于治疗_____。

2. 五味子对机体免疫功能的作用是_____。

三、判断题

（认为正确的，在题干后括号内打"√"；认为错误的，在题干后括号内打"×"）

1. 五味子促进老年家兔生殖细胞增生和排卵功能，表明它具有延缓衰老的作用。（　　）

2. 五味子的不同制剂和不同成分对机体免疫功能均有增强作用。（　　）

四、问答题

1. 简述五味子对中枢神经系统的药理作用。

2. 试述五味子的保肝作用机理。

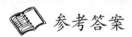 参考答案

一、选择题

（一）A₁型题

1. D   2. E   3. D   4. B   5. D

6. E   7. C   8. A   9. E   10. D

11. E   12. A   13. E   14. C   15. D

（二）B₁型题

1. A   2. A   3. D   4. C

（三）X型题

1. BCE   2. ADE   3. ABC

4. ABCDE

二、填空题

1. 肝炎

2. 增强与抑制作用

三、判断题

1. √   2. ×

四、问答题

1. 答（要点）：（1）镇静作用：延长戊巴比妥钠睡眠时间，减少小鼠自发活动，对抗苯丙胺中枢兴奋作用等；（2）抗惊厥作用：对抗烟碱、戊四唑、咖啡因引起的惊厥；（3）调节大脑的兴奋与抑制过程，提高脑力工作效率。

2. 答（要点）：（1）促进肝细胞蛋白质、糖原的生物合成，加速肝细胞的修复与再生；（2）增加肝细胞微粒体细胞色素P-450含量，提高肝药酶的活性，增强解毒能力；（3）提高肝细胞浆内SOD活性，提高肝谷胱甘肽抗氧化系统作用，减轻氧自由基及CCl_4对肝细胞损害，提高肝细胞的存活率；（4）保护肝细胞膜结构完整和功能正常；（5）增强肾上腺皮质功能，减轻肝细胞炎症反应。

第二十二章 驱虫药

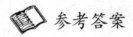习题

一、选择题

（一）A₁型题（单项选择题）

1. 使君子对下列哪种寄生虫病有效（   ）
    A. 蛔虫病   B. 钩虫病
    C. 鞭虫病   D. 疟疾
    E. 血吸虫病

2. 苦楝皮对下列哪种寄生虫无驱除或杀灭作用（   ）
    A. 蛔虫   B. 绦虫
    C. 蛲虫   D. 钩虫
    E. 滴虫

3. 对阴道滴虫有治疗作用的药物是（   ）
    A. 南瓜子   B. 鹤虱
    C. 槟榔   D. 鹤草芽
    E. 榧子

4. 槟榔对下列哪种寄生虫病无治疗作用（   ）
    A. 蛔虫病   B. 鞭虫病
    C. 钩虫病   D. 蛲虫病
    E. 绦虫病

（二）B₁型题（每组题的备选答案在前，试题在后。每小题只有1个正确答案。每个答案可被重复选用，也可不被选用）
    A. 使君子   B. 南瓜子
    C. 苦楝皮   D. 鹤草芽
    E. 川楝子

1. 通过兴奋虫体而驱虫的药物是（   ）

2. 通过抑制虫体细胞代谢而杀虫的药物是（   ）

（三）X型题（多项选择题。从每小题5个备选答案中选出2～5个正确的答案）

1. 驱虫药驱虫或杀灭寄生虫的作用环节有（   ）
    A. 麻痹虫体
    B. 兴奋虫体
    C. 杀死虫体
    D. 抑制虫体细胞代谢
    E. 泻下虫体

2. 可用于驱蛔虫的药物有（   ）
    A. 使君子   B. 苦楝皮
    C. 川楝子   D. 南瓜子
    E. 鹤草芽

二、填空题

1. 驱虫药宜_____服用，以使药物与虫体充分接触，驱虫效力更佳；也可配伍_____，促进虫体和虫卵排出。

2. 通过麻痹寄生虫而驱虫的驱虫药有_____。

三、问答题

1. 简述驱虫药驱虫或抑杀寄生虫的作用机理（环节）和药物。

2. 简述使用驱虫药应注意的事项。

参考答案

一、选择题

（一）A₁型题

1. A   2. D   3. D   4. B

（二）B₁型题

1. C　　2. D

（三）X型题

1. ABCD　　2. ABC

二、填空题

1. 空腹；泻下药
2. 使君子；槟榔；南瓜子

三、问答题

1. 要点：（1）麻痹虫体：使君子、槟榔、南瓜子；（2）兴奋虫体：苦楝皮；（3）杀死虫体：高浓度的苦楝根皮煎剂及槟榔片煎剂，鹤草芽，雷丸；（4）抑制虫体细胞代谢：鹤草芽。

2. 要点：临床应根据具体病情具体用药，本类药多具毒性，应注意用量、用法，孕妇、体虚者慎用。

第二十三章 外 用 药

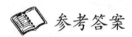习题

一、选择题

（一）A₁型题（单项选择题）

1. 下列哪项是马钱子的药理作用
（　　）

    A. 镇痛　　B. 降血压

    C. 降血脂　　D. 降血糖

    E. 抗惊厥

2. 下列哪项是马钱子的现代应用
（　　）

    A. 冠心病心绞痛

    B. 支气管哮喘

    C. 风湿性疾病

    D. 咽喉肿痛

    E. 腹泻

3. 马钱子严重中毒的症状是（　　）

    A. 心律失常

    B. 呼吸肌痉挛收缩甚至窒息死亡

    C. 剧烈腹泻

    D. 严重水肿

    E. 消化道出血

4. 马钱子的主要有效成分是（　　）

    A. 挥发油　　B. 番木鳖碱

    C. 多种强心苷　　D. 多种多糖

    E. 多种有机酸

（二）X型题

1. 外用药的主要药理作用是（　　）

    A. 抗病原微生物

    B. 杀虫

    C. 局部刺激作用

    D. 保护及润滑皮肤

    E. 收敛、止血

2. 马钱子对中枢神经系统的药理作用
是（　　）

    A. 兴奋脊髓的反射功能

    B. 抑制脊髓的反射功能

    C. 兴奋血管运动中枢

    D. 抑制血管运动中枢

    E. 兴奋呼吸中枢

二、问答题

1. 简述马钱子的主要药理作用。

参考答案

一、选择题

（一）A₁型题

1. A　　2. C　　3. B　　4. B

（二）X型题

1. ABCDE　　2. ACE

二、问答题

1. 答（要点）：镇痛，抗炎，对中枢神经系统的兴奋作用，抗菌，对心血管系统作用（对心肌细胞有保护作用），对血液系统作用（抑制血小板聚集及抗血栓形成），抑制肿瘤，增强机体免疫功能。

模拟试卷（1）

习题

一、选择题

（一）A₁型题（单项选择题，每小题 1 分，共 40 分）

1. 下列哪项不是人参对物质代谢的作用（　　）
   - A. 促进核酸合成
   - B. 促进蛋白质合成
   - C. 降低血脂
   - D. 抗动脉粥样硬化
   - E. 对血糖无影响

2. 下列除哪项外，均是与厚朴燥湿、消积、行气功效相关的药理作用（　　）
   - A. 调整胃肠运动
   - B. 促进消化液分泌
   - C. 抗溃疡
   - D. 保肝
   - E. 肌肉松弛

3. 咸味药主要分布在下列哪类药物中（　　）
   - A. 清热药　　　　B. 温里药
   - C. 祛风湿药　　　D. 理气药
   - E. 温肾壮阳药

4. 板蓝根常用于治疗（　　）
   - A. 溃疡病
   - B. 急性肠炎
   - C. 急性传染性肝炎
   - D. 急性胰腺炎
   - E. 糖尿病

5. 下列哪项是鱼腥草的抗菌有效成分（　　）
   - A. 小檗碱　　　　B. 黄芩素
   - C. 绿原酸　　　　D. 癸酰乙醛
   - E. 色胺酮

6. 下列哪项不是五味子的镇静催眠作用（　　）
   - A. 延长戊巴比妥钠引起的睡眠时间
   - B. 促进镇静药阈下催眠剂量致动物睡眠
   - C. 减少小鼠自发活动
   - D. 对抗咖啡因引起的惊厥
   - E. 对抗苯丙胺的中枢兴奋作用

7. 具有抑制器官移植排斥反应的药物是（　　）
   - A. 何首乌　　　　B. 淫羊藿
   - C. 鹿茸　　　　　D. 枸杞子
   - E. 冬虫夏草

8. 补中益气功效较强的药物是（　　）
   - A. 党参　　　　　B. 黄芪
   - C. 白术　　　　　D. 人参
   - E. 熟地黄

9. 易透过血脑屏障且中枢抑制作用较强的是（　　）
   - A. 小檗碱　　　　B. 黄连碱
   - C. 四氢黄连碱　　D. 药根碱
   - E. 甲基黄连碱

10. 能提高胃蛋白酶活性的药物是（　　）
    - A. 神曲　　　　　B. 山楂
    - C. 麦芽　　　　　D. 谷芽
    - E. 莱菔子

11. 下列哪项不是人参的现代应用（　　）
    - A. 感染性休克　　B. 冠心病
    - C. 感冒　　　　　D. 高脂血症

E. 白细胞减少症

12. 对病毒性心肌炎疗效最好的药物是
（　　）

   A. 人参　　　　B. 党参

   C. 黄芪　　　　D. 白术

   E. 甘草

13. 苦杏仁有镇咳作用是由于（　　）

   A. 抑制呼吸中枢

   B. 抑制呼吸道感受器

   C. 增加气管黏液－纤毛运动

   D. 抑制喉上神经冲动传入

   E. 以上均非

14. 地龙解热作用的主要环节是
（　　）

   A. 收缩皮肤血管

   B. 减少产热

   C. 增加散热

   D. 与抗炎免疫有关

   E. 抑制内分泌系统

15. 下列哪项不是柴胡的主要作用
（　　）

   A. 解热　　　　　B. 抗炎

   C. 促进免疫功能　D. 利胆

   E. 抗心律失常

16. 天麻苷元的化学结构与下列哪种物
质相似（　　）

   A. 多巴胺

   B. 去甲肾上腺素

   C. 5－羟色胺

   D. 缓激肽

   E. γ－氨基丁酸

17. 桃仁抗血栓形成的机理是（　　）

   A. 增加 TXB_2 的合成

   B. 抑制 TXB_2 的产生

   C. 增加血小板内 cAMP 含量

   D. 降低血小板内 cAMP 含量

   E. 以上均非

18. 酸枣仁无下列哪种作用（　　）

   A. 镇静催眠　　B. 抗惊厥

   C. 降压　　　　D. 降血脂

   E. 镇吐

19. 理气药抑制胃肠作用的表现是
（　　）

   A. 使胃肠平滑肌痉挛

   B. 使胃肠平滑肌松弛

   C. 对抗阿托品的作用

   D. 与氯化钡有协同作用

   E. 胃肠蠕动加速

20. 下列哪种为养血安神药（　　）

   A. 酸枣仁　　　B. 磁石

   C. 龙骨　　　　D. 朱砂

   E. 琥珀

21. 下列哪项不是红花活血通经，祛瘀
止痛的药理学基础（　　）

   A. 抗肿瘤

   B. 兴奋子宫

   C. 抗凝血、抗血栓形成

   D. 扩张血管，改善微循环

   E. 抗心肌缺血

22. 附子的药理作用是（　　）

   A. 抑菌　　　　B. 解热

   C. 利尿　　　　D. 通便

   E. 抗炎

23. 大黄利尿作用机理是（　　）

   A. 增加肾小球滤过率

   B. 抑制肾髓质 Na^+，K^+－ATP 酶，使 Na^+ 重吸收减少，排出增加

   C. 对抗醛固酮作用

   D. 加强心肌收缩力

   E. 抑制集合管对 H_2O 的重吸收

24. 下列哪项不是大黄的临床应用
（　　）

   A. 便秘　　　　B. 急性胰腺炎

   C. 肠梗阻　　　D. 关节炎

   E. 急性胆囊炎

25. 下列哪项不是川芎抗脑缺血的机理

( )
  A. 增加脑组织 TXA_2 的生成
  B. 提高脑线粒体膜的流动性
  C. 降低细胞内 Ca^{2+} 的超载
  D. 对脑细胞膜 Ca^{2+}，Mg^{2+} – ATP
   酶活性有保护作用
  E. 以上均非

26. 具有增强血小板因子Ⅲ活性的药物
是（ ）
  A. 白及   B. 蒲黄
  C. 紫珠   D. 仙鹤草
  E. 槐花

27. 下列哪项不是血瘀证的现代认识
（ ）
  A. 血流动力学的异常
  B. 微循环障碍
  C. 血小板聚集障碍
  D. 血液流变学的异常
  E. 以上均非

28. 促进凝血酶原生成的药物是
（ ）
  A. 艾叶   B. 茜草
  C. 白茅根 D. 大蓟
  E. 小蓟

29. 哪项不是温里药的主要药理作用
（ ）
  A. 抗休克
  B. 增强胃肠运动
  C. 兴奋交感神经
  D. 兴奋子宫
  E. 镇痛

30. 与附子"逐风寒湿邪"功效有关的
作用是（ ）
  A. 强心
  B. 抗休克
  C. 抗心律失常
  D. 镇痛
  E. 增强机体免疫功能

31. 青蒿素抗疟作用发生在（ ）
  A. 红细胞内期
  B. 红细胞前期
  C. 红细胞外期
  D. 疟原虫配子体
  E. 以上均非

32. 小檗碱治疗心脑血管性疾病不包括
（ ）
  A. 房性早搏 B. 室性早搏
  C. 高血压   D. 高脂血症
  E. 心绞痛

33. 小檗碱降压作用机理可能是
（ ）
  A. 阻断血管运动中枢
  B. 竞争性阻断血管壁 α 受体
  C. 直接扩张外周血管
  D. 竞争性阻断 β 受体
  E. 抑制心肌收缩力

34. 下列哪项不属清热药抗菌有效成分
（ ）
  A. 小檗碱 B. 苦参碱
  C. 绿原酸 D. 原儿茶酸
  E. 癸酰乙醛

35. 桂枝解热镇痛的有效成分主要是
（ ）
  A. 桂皮醛   B. 桂皮酸
  C. 乙酸桂皮酯 D. 反式桂皮酸
  E. 香豆素

36. 下列哪项不是清热药的主要药理作
用（ ）
  A. 发汗   B. 抗菌
  C. 抗炎   D. 抗毒素
  E. 解热

37. 寒凉药石膏、知母长期给药，可使
下列哪种中枢神经介质含量降低（ ）
  A. Ach   B. 5 – HT
  C. NA   D. GABA
  E. 以上均非

38. 温热药长期给药，可引起动物机体的变化是（　　）

  A. 痛阈值降低

  B. 惊厥阈值升高

  C. 脑内兴奋性神经递质含量降低

  D. 心率减慢

  E. 血清甲状腺激素水平降低

39. 下列哪项不是五味子延缓衰老的作用（　　）

  A. 清除活性氧自由基

  B. 升高红细胞 SOD 活性

  C. 增加老化兔生殖细胞增生

  D. 增加老化小鼠脑组织蛋白质含量

  E. 增加老年动物脑血流量

40. 酸枣仁临床主要用于治疗（　　）

  A. 失眠　　　　B. 冠心病

  C. 肝癌　　　　D. 白细胞减少症

  E. 贫血

（二）B_1 型题（每组题的备选答案在前，试题在后。每小题只有 1 个正确答案。每个答案可被重复选用，也可不被选用。每小题 1 分，共 6 分）

  A. 茯苓素

  B. 6，7 - 二甲基香豆素

  C. 天门冬酰胺

  D. 茵陈炔酮

  E. β - 茯苓聚糖

1. 茯苓利尿作用的有效成分是（　　）

2. 茵陈抗菌作用的有效成分是（　　）

  A. 慢性乙型病毒性肝炎

  B. 高血压

  C. 白细胞减少症

  D. 糖尿病

  E. 失眠

3. 何首乌可用于治疗（　　）

4. 冬虫夏草现代用于治疗（　　）

  A. 苦参碱　　　B. 绿原酸

  C. 栀子苷　　　D. 癸酰乙醛

  E. 靛蓝

5. 板蓝根抗病原微生物作用的有效成分是（　　）

6. 金银花抗病原微生物作用的有效成分是（　　）

（三）X 型题（多项选择题。从每小题 5 个备选答案中选出 2 ~ 5 个正确的答案。每小题 1 分，共 5 分）

1. 能反映温里药"回阳救逆"功效的作用是（　　）

  A. 强心

  B. 扩张血管，增加血流量

  C. 抗休克

  D. 兴奋交感神经，使产热增加

  E. 兴奋胃肠

2. 蒲黄的现代应用有（　　）

  A. 高脂血症

  B. 脑梗死

  C. 高血压

  D. 冠心病

  E. 特发性溃疡性结肠炎

3. 泽泻降血脂、抗脂肪肝作用的表现为（　　）

  A. 使实验性高脂血症动物血胆固醇含量降低

  B. 使实验性高脂血症动物肝脂肪变减轻

  C. 防止主动脉硬化斑块形成

  D. 降低血清高密度脂蛋白含量

  E. 降低血清甘油三酯含量

4. 党参益智作用机理包括（　　）

  A. 拮抗东莨菪碱引起的小鼠记忆获得障碍

  B. 拮抗亚硝酸钠引起的小鼠记忆巩固障碍

  C. 拮抗乙醇引起的小鼠记忆再现缺损

  D. 拮抗咖啡因的中枢兴奋作用

E. 增强脑内乙酰胆碱与 M 受体的
　　结合力

5. 黄连抗溃疡作用的环节包括（　　）
　　A. 抑制胃酸分泌
　　B. 保护胃黏膜
　　C. 增加胃黏膜血流量
　　D. 抑制幽门螺杆菌
　　E. 增加胃黏液分泌

二、填空题

（每小题 1 分，共 5 分）

1. 知母解热作用与抑制哪种酶有关
_____。

2. 青蒿常用于治疗疟疾，其缺点是
_____。

3. 口服剂型中吸收最快的剂型是
_____。

4. 猪苓的现代临床应用是_____、
_____和_____。

5. 附子治疗"亡阳证"，与其_____
的作用有关。

三、判断题

**（认为正确的，在题干后括号内打
"√"；认为错误的，在题干后括号内打
"×"。每小题 1 分，共 4 分）**

1. 红花及红花黄素有抗血栓形成作用，
其原因是红花黄素抑制血小板聚集和增强纤
维蛋白溶解。（　　）

2. 小檗碱对细菌及细菌毒素引起的腹
泻有对抗作用，但对非感染性腹泻无效。
（　　）

3 丹参抑制血小板聚集的机理是抑制血
小板内磷酸二酯酶的活性，从而使 cAMP 含
量增加，抑制 TXA_2 的合成和释放所致。
（　　）

4. 黄芪能治疗病毒性心肌炎是因为它
具有杀灭病毒的作用。（　　）

四、简答题

（每小题 5 分，共 20 分）

1. 青蒿抗疟原虫作用有哪些特点？作
用机理如何？

2. 简述柴胡解热的主要成分和作用机
理。

3. 简述中药药理学的研究思路。

4. 常用祛风湿药抗炎作用的表现及其
主要作用环节。

五、问答题

（共 20 分）

1. 试述五味子的保肝作用机理。　（6
分）

2. 补虚药的主要药理作用。（7 分）

3. 影响中药药理作用的药物因素有哪
些？（7 分）

参考答案

一、选择题

（一）A_1 型题

1. E	2. E	3. E	4. C	5. D
6. D	7. E	8. A	9. C	10. B
11. C	12. C	13. A	14. C	15. E
16. E	17. C	18. E	19. B	20. A
21. A	22. E	23. B	24. D	25. A
26. A	27. C	28. C	29. D	30. D
31. A	32. D	33. B	34. D	35. A
36. A	37. C	38. A	39. E	40. A

（二）B_1 型题

1. A	2. D	3. E	4. A	5. E
6. B				

（三）X 型题

1. ABCD	2. ADE	3. ABCE
4. ABCE	5. ABD	

二、填空题

1. Na^+，K^+ - ATP 酶
2. 复发率高
3. 汤剂、口服液
4. 肝炎；银屑病；肿瘤
5. 抗休克

三、判断题

1. √   2. ×   3. √   4. ×

四、简答题

1. 答（要点）：青蒿抗疟原虫作用特点是高效、速效、低毒，缺点是停药后复发率高；其机理是直接杀灭红细胞内期疟原虫，主要是影响疟原虫的膜结构，抑制疟原虫表膜、线粒体膜、核膜、内质网膜功能，阻断以宿主红细胞浆为营养的供给。

2. 答（要点）：主要有效成分：挥发油、柴胡皂苷，皂苷元 A；机理：抑制下丘脑 cAMP 的产生或释放，抑制体温调定点的上移，使体温下降。

3. 答（要点）：从必须与证的研究结合、中药分类对比研究、与中药功效相关的系统药理作用研究、中药药理作用的重新评价性研究、中药毒性研究、中药作用机理及物质基础研究等六个要点叙述。

4. 答（要点）：（1）抗炎作用表现为抑制急性炎性肿胀和慢性炎性增生。（2）作用环节：①兴奋垂体 - 肾上腺皮质系统（秦艽、五加皮、雷公藤）；②兴奋下丘脑、垂体，使 ACTH 分泌增多，产生 ACTH 样作用（秦艽）；③直接抑制炎性物质释放（雷公藤甲素、粉防己碱）。

五、问答题

1. 答（要点）：（1）促进肝细胞蛋白质、糖原的生物合成，加速肝细胞的修复与再生；（2）增加肝细胞微粒体细胞色素 P - 450 含量，提高肝药酶的活性，增强解毒能力；（3）提高肝细胞浆内 SOD 活性，提高肝谷胱甘肽抗氧化系统作用，减轻氧自由基及 CCl_4 对肝细胞损害，提高肝细胞的存活率；（4）保护肝细胞膜结构完整和功能正常；（5）增强肾上腺皮质功能，减轻肝细胞炎症反应。

2. 答（要点）：（1）增强或调节机体免疫功能；（2）对中枢神经系统的影响：兴奋与抑制作用，提高脑力工作效率，增高智能；（3）对物质代谢的影响：促进核酸和蛋白质合成，降血脂和降血糖，调节微量元素代谢；（4）对内分泌系统的影响：增强肾上腺皮质功能，增强性腺功能，调节甲状腺功能；（5）延缓衰老作用；（6）强心，降血压，促进造血功能，改善消化功能；（7）抗肿瘤。应举例说明。

3. 答（要点）：从中药的品种、产地、采收、贮藏、炮制、制剂、煎煮方法、配伍与禁忌等方面论述，应举例说明。

模拟试卷 (2)

习题

一、选择性

一、A₁型题（单项选择题，每小题 1 分，共 40 分）

1. 多数寒凉药具有的药理作用是 （　　）
   - A. 兴奋中枢神经系统
   - B. 兴奋交感神经系统
   - C. 促进内分泌系统功能
   - D. 加强基础代谢功能
   - E. 具有抗感染作用

2. 板蓝根的药理作用不包括 （　　）
   - A. 抗病毒
   - B. 抗菌
   - C. 提高机体免疫功能
   - D. 抗心律失常
   - E. 保肝

3. 鱼腥草常用于治疗 （　　）
   - A. 急性呼吸道感染
   - B. 急性肠道感染
   - C. 急性传染性肝炎
   - D. 急性胰腺炎
   - E. 急性泌尿系统感染

4. 五味子的现代应用于治疗 （　　）
   - A. 风湿性关节炎
   - B. 风湿性心脏病
   - C. 高脂血症
   - D. 急性肾小球肾炎
   - E. 神经官能症

5. 清热药主要药理作用不包括 （　　）
   - A. 解热
   - B. 抗病原微生物

   - C. 抗毒素
   - D. 抗炎
   - E. 抗惊厥

6. 人参皂苷的苷元类型有 （　　）
   - A. 人参三醇类
   - B. 人参四醇类
   - C. 人参五醇类
   - D. 人参六醇类
   - E. 以上均非

7. 具有抗骨质疏松作用的药物是 （　　）
   - A. 麦冬
   - B. 党参
   - C. 淫羊藿
   - D. 白术
   - E. 甘草

8. 化痰药（如桔梗、前胡等）祛痰作用的方式是 （　　）
   - A. 减少呼吸道的分泌量
   - B. 刺激胃黏膜或咽喉黏膜，增加支气管黏膜的分泌
   - C. 能使呼吸道分泌物中酸性黏多糖纤维断裂，痰黏度下降易于咳出
   - D. 抑制气管黏液－纤毛运动
   - E. 以上均非

9. 下列哪项不是天麻的临床应用 （　　）
   - A. 神经衰弱
   - B. 高血压
   - C. 神经性头痛
   - D. 传染病高热
   - E. 老年性痴呆

10. 天麻改善记忆的主要有效成分 （　　）
    - A. 天麻素
    - B. 香草醇
    - C. 琥珀酸
    - D. 天麻多糖
    - E. 香草醛

11. 丹参抗心肌缺血作用环节不包括 （　　）

A. 扩张冠脉，增加心肌血氧供应

B. 减慢心率，抑制心肌收缩力，降低心肌耗氧量

C. 扩张外周血管，减轻心脏负荷

D. 抗自由基、抗脂质过氧化，保护心肌

E. 降低毛细血管通透性

12. 酸枣仁临床主要用于治疗（　　）

 A. 失眠   B. 冠心病

 C. 肝癌   D. 白细胞减少症

 E. 贫血

13. 哪项不是理气药的药理作用（　　）

 A. 对胃肠平滑肌双向调节

 B. 对气管平滑肌双向调节

 C. 保肝

 D. 对消化液分泌呈双向调节

 E. 利胆

14. 钩藤降压作用最强的化学成分是（　　）

 A. 钩藤碱   B. 钩藤总碱

 C. 异钩藤碱 D. 去氢钩藤碱

 E. 异去氢钩藤碱

15. 益母草不具有下列哪项药理作用（　　）

 A. 改善血液流变学、抗血栓形成

 B. 降血脂

 C. 利尿及防治急性肾小管坏死

 D. 改善血流动力

 E. 保护缺血心脏

16. 附子的药理作用是（　　）

 A. 利胆   B. 平喘

 C. 镇吐   D. 增强免疫功能

 E. 祛痰

17. 与温里药"助阳气"的功效有关的作用是（　　）

 A. 镇痛

 B. 抗心律失常

C. 平喘

D. 抗炎

E. 强心、扩张血管、增加血流量

18. 大黄保护胃黏膜作用机理是（　　）

 A. 中和胃酸

 B. 抑制细胞坏死因子的产生

 C. 抑制抗体生成

 D. 促进胃粘膜 PGE 生成

 E. 抑制胃粘膜 PGE 生成

19. 丹参所没有的药理作用是（　　）

 A. 抗心肌缺血

 B. 促进组织的修复与再生

 C. 改善微循环

 D. 抗急性肝损伤

 E. 抗血栓

20. 三七止血作用的有效成分是（　　）

 A. 三七黄酮 B B. 三七黄酮 A

 C. 三七氨酸 D. 绞股蓝苷 X

 E. 人参炔三醇

21. 下列哪项是丹参治疗冠心病的主要有效成分（　　）

 A. 丹参素   B. 丹参酮

 C. 异丹参酮 D. 异阿魏酸

 E. 以上均非

22. 具有抗纤维蛋白溶解作用的止血药是（　　）

 A. 大蓟   B. 三七

 C. 蒲黄   D. 白及

 E. 仙鹤草

23. 下列哪项与温里药"温中止痛"功效无关（　　）

 A. 抗溃疡   B. 增强胃肠功能

 C. 抗炎   D. 镇痛

 E. 强心

24. 下列哪项不是附子的不良反应（　　）

A. 口舌发麻　　B. 呕吐腹痛

C. 血压下降　　D. 心脏毒性

E. 肝肾毒性

25. 青蒿抗疟有效成分是（　　）

A. 青蒿素　　B. 青蒿甲素

C. 青蒿乙素　　D. 青蒿酸

E. 青蒿酸甲酯

26. 苦参的药理作用不包括（　　）

A. 抗病原体　　B. 抗炎

C. 抗过敏　　D. 抗溃疡

E. 抗肿瘤

27. 金银花主要抗菌有效成分是（　　）

A. 绿原酸　　B. 木犀草素

C. 忍冬苷　　D. 挥发油

E. 皂苷

28. 黄连常用于治疗（　　）

A. 细菌性痢疾

B. 病毒性肝炎

C. 滴虫性阴道炎

D. 心力衰竭

E. 高热惊厥

29. 长时间喂饲可引起动物肝癌发病率增加的药物是（　　）

A. 细辛　　B. 柴胡

C. 桂枝　　D. 麻黄

E. 葛根

30. 清热药抗细菌内毒素作用的主要环节是（　　）

A. 中和内毒素

B. 抑制细菌的生长繁殖

C. 提高机体对内毒素的耐受能力

D. 抑制内毒素的释放

E. 以上均非

31. 长期给药可使中枢 NA 和 DA 含量增加的中药是（　　）

A. 附子、干姜

B. 黄连、黄柏

C. 茯苓、白术

D. 石膏、知母

E. 以上均非

32. 下列哪项不是麻黄的平喘作用的机理（　　）

A. 促进肾上腺、去甲肾上腺素释放

B. 兴奋支气管黏膜血管 α 受体

C. 阻止过敏介质释放

D. 促进糖皮质激素分泌

E. 直接兴奋气管平滑肌 β 受体

33. 温热药长期给药，引起动物机体的变化不包括（　　）

A. 痛阈值降低

B. 体温降低

C. 心率加快

D. 血清甲状腺激素水平升高

E. 脑内兴奋性神经递质含量升高

34. 熟地黄治疗银屑病的作用机理是（　　）

A. 抗脂质过氧化

B. 增强免疫功能

C. 抗溃疡

D. 抑制上皮细胞增生

E. 降压作用

35. 可治疗病毒性肠炎的药物是（　　）

A. 人参　　B. 黄芪

C. 白术　　D. 甘草

E. 以上均非

36. 含有脂肪酶的药物是（　　）

A. 山楂　　B. 麦芽

C. 谷芽　　D. 鸡内金

E. 莱菔子

37. 灵芝抗肿瘤作用的机理是（　　）

A. 直接杀灭肿瘤细胞

B. 抑制瘤细胞核酸合成

C. 增强机体免疫功能

D. 诱导肿瘤细胞分化

E. 诱导肿瘤细胞凋亡

38. 芳香化湿药的健胃驱风功效与下列哪项药理作用有关 (　　)
A. 抑制胃液分泌
B. 刺激或调整胃肠运动
C. 抗菌
D. 降压
E. 镇痛

39. 酸枣仁降血脂作用的有效成分是 (　　)
A. 酸枣仁皂苷　　B. 白桦脂酸
C. 当药素　　　　D. 黄酮苷
E. 阿魏酸

40. 中药药理学的学科任务是 (　　)
A. 研究中药产生药效的机理
B. 分离有效成分
C. 鉴定有效成分的化学结构
D. 研究有效成分的理化性质
E. 鉴定中药的品种

(二) B₁型题 (每组题的备选答案在前，试题在后。每小题只有1个正确答案。每个答案可被重复选用，也可不被选用。每小题1分，共6分)
A. 挥发油与阿魏酸
B. 水溶性非挥发性成分
C. 氨基酸
D. 维生素
E. 微量元素

1. 当归兴奋子宫平滑肌主要有效成分是 (　　)
2. 当归抑制子宫平滑肌主要有效成分是 (　　)
A. 黄芩　　　B. 栀子
C. 知母　　　D. 龙胆草
E. 板蓝根

3. 能减少去甲肾上腺素合成和释放的清热药是 (　　)
4. 具有降血糖作用的清热药是 (　　)

A. 稳定肥大细胞膜，减少炎性介质释放
B. 影响花生四烯酸代谢，抑制炎性介质的生成
C. 协同戊巴比妥钠催眠作用
D. 抗氧自由基损伤
E. 增加毛细血管通透性

5. 黄芩不具有的药理作用是 (　　)
6. 黄芩保肝作用环节可能是 (　　)

(三) X型题 (多项选择题。从每小题5个备选答案中选出2~5个正确的答案。每小题1分，共5分)

1. 研究温里药"回阳救逆"的功效，常用的实验方法是 (　　)
A. 对血液流变学影响的实验
B. 强心作用的实验
C. 抗休克作用的实验
D. 影响血流动力学的实验
E. 影响消化系统功能的实验

2. 活血化瘀药抗血栓形成的作用机理是 (　　)
A. 抑制血小板聚集
B. 提高 TXA_2/PGI_2 的比值
C. 增加纤溶酶的活性
D. 抑制磷酸二酯酶活性
E. 降低 TXA_2/PGI_2 的比值

3. 黄芩的现代应用包括 (　　)
A. 小儿呼吸道感染
B. 急性菌痢
C. 病毒性肝炎
D. 糖尿病
E. 室性早搏

4. 利水渗湿药的消肿、通淋功效与药物具有的哪些药理作用有关 (　　)
A. 降压作用　　　B. 利尿作用
C. 利胆作用　　　D. 抗菌作用
E. 影响免疫功能

5. 鹿茸"强筋骨"功效有关的药理作

用是（ ）

  A. 促进骨细胞增殖

  B. 促进软骨细胞增殖

  C. 促进骨折处骨痂形成

  D. 促进骨折愈合

  E. 抑制 ^{3}H – TdR 掺入培养的骨细胞

二、填空题

（每小题 1 分，共 5 分）

1. 黄连主要有效成分是_____。

2. 治疗高热惊厥常选用的清热药是_____。

3. 经醋炮制后延胡索的_____增强。

4. 附子用于_____型的心律失常。

5. 知母解热作用与抑制_____（酶）有关。

三、判断题

（认为正确的，在题干后括号内打"√"；认为错误的，在题干后括号内打"×"。每小题 1 分，共 4 分）

1. 黄芩对 Ⅰ 型变态反应没有明显抑制作用。（ ）

2. 茵陈能抑制 β – 葡萄糖醛酸酶，减少葡萄糖醛酸分解，从而增强肝脏解毒功能。（ ）

3. 有些活血化瘀药可以增加纤溶酶活性，促进已形成的纤维蛋白溶解而发挥止血作用。（ ）

4. 当归对子宫的作用与子宫所处的状态无关。（ ）

四、简答题

（每小题 5 分，共 20 分）

1. 试述大黄对血液系统的作用和作用机制。

2. 黄连抗病原体作用的特点和机理。

3. 与桔梗的排脓功效相关的药理作用。

4. 举例说明中药归经理论的现代研究现状。

五、问答题

（共 20 分）

1. 简述解表药的主要药理作用。（6）

2. 试述小檗碱对心血管系统的作用和临床应用。（8 分）

3. 简述甘草解毒作用及作用机理。（6 分）

参考答案

一、选择题

（一）A$_1$型题

1. E	2. D	3. A	4. E	5. E
6. A	7. C	8. B	9. D	10. A
11. E	12. A	13. B	14. C	15. B
16. D	17. E	18. D	19. D	20. C
21. B	22. D	23. E	24. A	25. A
26. D	27. A	28. A	29. A	30. C
31. A	32. D	33. A	34. D	35. B
36. A	37. C	38. B	39. E	40. A

（二）B$_1$型题

1. B	2. A	3. C	4. C	5. E
6. D				

（三）X 型题

1. BCD 2. ACDE 3. ABC

4. BD 5. ABCD

二、填空题

1. 小檗碱

2. 牛黄

3. 镇痛作用

4. 缓慢

5. Na^+，K^+ – ATP 酶

三、判断题

1. ×　　2. √　　3. ×　　4. ×

四、简答题

1. 答（要点）：（1）止血：机理是促进血小板聚集，增加纤维蛋白原含量和血小板数，降低抗凝血酶Ⅲ活性，收缩损伤局部血管。（2）改善血液流变性：降低血液黏度，使血液稀释，改善微循环障碍。

2. 答（要点）：黄连对多种细菌、真菌及病毒有抑制作用，低浓度抑菌，高浓度杀菌。其抗菌作用机理为：（1）破坏细菌结构；（2）抑制细菌糖代谢；（3）抑制细菌核酸及蛋白质合成。

3. 答（要点）：在治疗化脓性疾病时，桔梗无直接抗菌作用，但可增强巨噬细胞吞噬功能，增强嗜中性白细胞的杀菌力，提高溶菌酶的活性，提高人体防御系统而发挥作用；此外，桔梗具有抗炎作用，并能改善炎症区血液循环，促使炎症好转。

4. 答（要点）：（1）归经与药理作用的关系研究（举例说明）；（2）归经与药动学的关系（举例说明）；（3）归经与微量元素、环核苷酸、受体学说的关系。

五、问答题

1. 答（要点）：从发汗、解热、抗病原微生物（抗菌、抗病毒）、镇静、镇痛、抗炎、调节免疫作用等要点举例说明。

2. 答（要点）：作用：（1）正性肌力作用；（2）负性频率作用；（3）对心肌电生理的影响：降低自律性、减慢传导、延长不应期、消除折返冲动等；（4）抗心律失常；（5）降压；（6）抗心肌缺血。临床应用：感染性疾病、房性早搏和室性早搏、动脉硬化性脑梗塞、糖尿病、烧伤、消化性溃疡及萎缩性胃炎等。

3. 答（要点）：解毒作用：对误食毒物、药物中毒均有一定解毒作用，能缓解中毒症状，降低中毒动物的死亡率，主要解毒成分为甘草甜素。作用机理：（1）吸附毒物，甘草甜素水解后释放的葡萄糖醛酸可与含羧基、羟基的毒物结合，减少毒物的吸收；（2）通过物理化学沉淀毒物以减少吸收；（3）肾上腺皮质激素样作用，提高机体对毒物的耐受能力；（4）提高小鼠肝细胞色素P-450的含量，增强肝脏的解毒能力。

模拟试卷（3）

习题

一、选择题

（一）A₁型题（单项选择题，每小题1分，共40分）

1. 酸枣仁对心肌的保护作用主要体现在（　　）
   - A. 增加冠脉流量
   - B. 抗脂质过氧化
   - C. 减少乳酸脱氢酶（LDH）释放
   - D. 钙通道阻滞作用
   - E. 保护线粒体

2. 厚朴促进消化液分泌作用的主要成分是（　　）
   - A. 挥发油
   - B. 异厚朴酚
   - C. 和厚朴酚
   - D. 厚朴酚
   - E. 四氢厚朴酚

3. 酸枣仁无下述何作用（　　）
   - A. 镇静催眠
   - B. 抗惊厥
   - C. 降压
   - D. 降血脂
   - E. 镇吐

4. 板蓝根对哪种病原微生物抑制作用最显著（　　）
   - A. 病毒
   - B. 细菌
   - C. 真菌
   - D. 钩端螺旋体
   - E. 衣原体

5. 知母与天花粉、麦冬等配伍，治疗（　　）
   - A. 甲状腺功能亢进
   - B. 糖尿病
   - C. 胰腺炎
   - D. 胆囊炎
   - E. 溃疡病

6. 下列哪项不是何首乌延缓衰老作用（　　）
   - A. 延长老年鹌鹑半数死亡时间
   - B. 降低脑组织 LPO 含量
   - C. 增加培养细胞的传代数
   - D. 降低脑组织 SOD 活性
   - E. 抑制脑内 MAO－B 活性

7. 对机体免疫功能具有抑制作用的药物是（　　）
   - A. 人参
   - B. 北沙参
   - C. 党参
   - D. 当归
   - E. 白术

8. 抗菌抗病毒作用比较显著的药物是（　　）
   - A. 清热泻火药与清热燥湿药
   - B. 清热燥湿药与清热凉血药
   - C. 清热凉血药与清热解毒药
   - D. 清热解毒药与清虚热药
   - E. 清热燥湿药与清热解毒药

9. 温热药的药理作用不包括（　　）
   - A. 兴奋中枢神经系统
   - B. 兴奋交感神经系统
   - C. 促进内分泌系统功能
   - D. 加强基础代谢功能
   - E. 具有抗感染作用

10. 含有淀粉酶的药物是（　　）
    - A. 莱菔子
    - B. 山楂
    - C. 神曲
    - D. 谷芽
    - E. 鸡内金

11. 葛根治疗偏头痛的主要依据是（　　）
    - A. 有镇静作用
    - B. 有降压作用
    - C. 有兴奋吗啡受体作用
    - D. 有调整脑血管收缩、舒张功能的

作用

E. 以上均非

12. 治疗糖尿病可选用的清热药是
（　　）

A. 黄芩　　　B. 黄连

C. 苦参　　　D. 金银花

E. 牡丹皮

13. 金银花常用于治疗（　　）

A. 流行性脑脊髓膜炎

B. 急性上呼吸道感染

C. 滴虫性阴道炎

D. 慢性湿疹

E. 病毒性肝炎

14. 下列哪项不是麻黄的作用（　　）

A. 兴奋中枢　　　B. 升高血压

C. 抗炎　　　　　D. 抗过敏

E. 镇痛

15. 苦参抗炎作用机理可能是（　　）

A. 抑制炎性介质生成

B. 抑制花生四烯酸代谢

C. 抑制白细胞游走

D. 兴奋垂体 - 肾上腺皮质系统

E. 稳定细胞膜

16. 具有良好抗疟作用的青蒿素衍生物
是（　　）

A. 青蒿酸甲酯　　B. 青蒿醇

C. 青蒿甲素　　　D. 青蒿甲醚

E. 青蒿乙素

17. 促进凝血酶原激活物生成的药物是
（　　）

A. 槐花　　　B. 大蓟

C. 小蓟　　　D. 三七

E. 白茅根

18. 寒凉药长期给药，可引起动物机体
的变化是（　　）

A. 痛阈值降低

B. 惊厥阈值升高

C. 脑内兴奋性神经递质含量升高

D. 心率加快

E. 血清甲状腺激素水平升高

19. 下列哪项药理作用与干姜"温中散
寒"功效无关（　　）

A. 强心

B. 胃肠解痉

C. 止吐

D. 抗炎镇痛

E. 增强胃肠消化机能

20. 降低毛细血管通透性，增强毛细血
管对损伤抵抗性的药物是（　　）

A. 茜草　　　B. 艾叶

C. 大蓟　　　D. 槐花

E. 蒲黄

21. 莪术抗癌作用的机理是（　　）

A. 抑制癌细胞蛋白质合成

B. 对癌细胞有直接杀灭作用

C. 增加肿瘤组织血流量

D. 抑制癌细胞核酸合成

E. 以上均非

22. 对环磷酰胺引起的白细胞减少具有
促进恢复作用的药物是（　　）

A. 艾叶　　　B. 三七

C. 大蓟　　　D. 槐花

E. 白茅根

23. 川芎扩张冠脉的有效成分是
（　　）

A. 藁本内酯　　　B. 川芎哚

C. 川芎挥发油　　D. 阿魏酸

E. 川芎嗪

24. 大黄保护胃黏膜作用的机理是
（　　）

A. 直接中和胃酸

B. 抑制细胞坏死因子的产生

C. 促进胃黏膜 PGE 生成

D. 抑制抗体生成

E. 抑制胃黏膜 PGE 生成

25. 与温里药主治里寒证"水谷不化，

脘腹胀痛"无关的作用是（　　　）

  A. 对胃肠功能无影响

  B. 增强胃肠功能

  C. 增加胃酸分泌

  D. 抗溃疡

  E. 增高消化酶活性

26. 酸枣仁降血脂作用的有效成分是（　　　）

  A. 酸枣仁皂苷 B. 白桦脂酸

  C. 当药素   D. 黄酮苷

  E. 阿魏酸

27. 丹参抗心肌缺血作用是（　　　）

  A. 扩张冠状动脉，增加血流量

  B. 促进钙内流

  C. 开放钙通道

  D. 开放钠通道

  E. 以上均非

28. 下列哪项不是人参对物质代谢的作用（　　　）

  A. 促进核酸合成

  B. 促进蛋白质合成

  C. 降低血脂

  D. 抗动脉粥样硬化

  E. 对血糖无影响

29. 黄芪治疗感冒的主要作用是（　　　）

  A. 增强机体免疫功能

  B. 抑制或杀灭病毒作用

  C. 抑制或杀灭细菌作用

  D. 抗炎作用

  E. 解热作用

30. 杜鹃素的祛痰作用的方式是（　　　）

  A. 含有皂苷成分，增加呼吸道的分泌量，稀释痰液

  B. 直接作用于呼吸道黏膜，促进气管黏液－纤毛运动

  C. 作用于咳嗽反射弧的中枢部位，促进痰液咳出

  D. 抑制气管黏液－纤毛运动

  E. 以上均非

31. 地龙平喘作用的机理是（　　　）

  A. 松弛平滑肌

  B. 抑制迷走神经

  C. 兴奋β受体

  D. 阻滞组胺受体

  E. 减少过敏介质释放

32. 天麻含量最高的有效成分是（　　　）

  A. 天麻素 B. 天麻苷元

  C. 香草醇 D. 香草醛

  E. 琥珀酸

33. 哪项不是枳壳的临床应用（　　　）

  A. 休克   B. 胃下垂

  C. 子宫脱垂 D. 脱肛

  E. 以上均非

34. 地龙现代应用于治疗（　　　）

  A. 肾病综合征

  B. 脑血管栓塞

  C. 白细胞减少症

  D. 肺性恼病

  E. 急性肝炎

35. 桃仁抗肝纤维化的成分是（　　　）

  A. 脂肪油

  B. 挥发油

  C. 黄酮类化合物

  D. 苦杏仁苷

  E. 糖苷类化合物

36. 附子强心作用的有效成分是（　　　）

  A. 氢氰酸 B. 乌头碱

  C. 乌药碱 D. 去甲乌药碱

  E. N－甲基酪胺

37. 清热药主要药理作用不包括（　　　）

  A. 发汗   B. 解热

C. 抗炎　　　D. 抗毒素

E. 抗肿瘤

38. 寒凉药长期给药，引起动物机体的变化不包括（　　）

A. 痛阈值降低

B. 脑内兴奋性神经递质含量降低

C. 心率减慢

D. 血清甲状腺激素水平降低

E. 体温降低

39. 国内对何种中药最早进行现代药理研究工作（　　）

A. 黄连　　　B. 黄芩

C. 金银花　　D. 麻黄

E. 人参

40. 辛味药所含的主要成分是（　　）

A. 氨基酸　　B. 有机酸

C. 挥发油　　D. 生物碱

E. 皂苷

（二）B_1 型题（每组题的备选答案在前，试题在后。每小题只有 1 个正确答案。每个答案可被重复选用，也可不被选用。每小题 1 分，共 6 分）

A. 人参皂苷 Ra 类

B. 人参皂苷 Rb 类

C. 人参皂苷 Re 类

D. 人参皂苷 Rf 类

E. 人参皂苷 Rg 类

1. 人参具有中枢兴奋作用的化学成分是（　　）

2. 人参具有中枢抑制作用的化学成分是（　　）

A. 抑制机体免疫功能

B. 抑制瘤细胞 DNA 合成

C. 直接杀灭癌细胞

D. 增强肿瘤细胞的免疫原性

E. 抑制非特异性免疫刺激

3. 茯苓抗肿瘤作用的机理是（　　）

4. 猪苓抗肿瘤作用的机理是（　　）

A. 稳定肥大细胞膜，减少炎性介质释放

B. 影响花生四烯酸代谢，抑制炎性介质的生成

C. 协同戊巴比妥钠催眠作用

D. 抗氧自由基损伤

E. 增加毛细血管通透性

5. 黄芩不具有的药理作用是（　　）

6. 黄芩保肝作用环节可能是（　　）

（三）X 型题（多项选择题。从每小题 5 个备选答案中选出 2～5 个正确的答案。每小题 1 分，共 5 分）

1. 与天麻平肝息风功效相关的药理作用有（　　）

A. 镇静　　　B. 抗惊厥

C. 降低血压　D. 抗炎

E. 抗眩晕

2. 小檗碱的现代应用包括（　　）

A. 细菌性痢疾

B. 慢性胆囊炎

C. 室性早搏

D. 糖尿病

E. 胃及十二指肠溃疡

3. 三七的现代应用主要包括（　　）

A. 上消化道出血

B. 眼前房出血

C. 脑血栓

D. 冠心病

E. 糖尿病

4. 茯苓多糖增强机体免疫功能表现在（　　）

A. 使胸腺、淋巴结重量明显增加

B. 拮抗强的松对巨噬细胞功能的抑制作用

C. 提高巨噬细胞的吞噬功能

D. 使玫瑰花环形成率增加

E. 使小鼠脾脏抗体分泌细胞数减少

5. 人参对肾上腺皮质功能的作用是

( )

    A. 增加动物肾上腺重量

    B. 降低肾上腺内维生素 C 含量

    C. 升高肾上腺内维生素 C 含量

    D. 增加尿液 17 – 羟类固醇排泄量

    E. 增强肾上腺皮质功能

二、填空题

(每小题 1 分，共 5 分)

1. 苦参抗肿瘤作用的有效成分是_____。

2. 对霍乱毒素有明显对抗作用的清热药成分是_____。

3. 肝肾功能低下者，应注意_____用药剂量。

4. 大黄治疗急性胰腺炎的药理学基础是_____。

5. 五味子丙素的中间产物联苯双酯可用于治疗_____。

三、判断题

(认为正确的，在题干后括号内打"√"；认为错误的，在题干后括号内打"×"。每小题 1 分，共 4 分)

1. 祛风湿类药及有效成分均对机体免疫功能有抑制作用。( )

2. 金黄色葡萄球菌等对小檗碱极易产生耐药性。( )

3. 丹参、丹参酮 II$_A$ 磺酸钠及丹参素可增加冠脉血流量，促进侧支循环，改善心肌微循环，而不增加心室作功及心肌耗氧量。( )

4. 甘草具有降血脂和抗动脉粥样硬化的作用。( )

四、简答题

(每小题 5 分，共 20 分)

1. 止血药的止血作用环节（机理）。

2. 简述中药药理作用的特点。

3. 简述理气药的主要药理作用

4. 试述知母解热作用的特点和作用机理。

五、问答题

1. 论述中药"四性"的现代研究概况。(6 分)

2. 活血化瘀药的主要药理作用。(7 分)

3. 简述清热药的主要药理作用。(7 分)

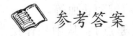 参考答案

一、选择题

（一）A$_1$ 型题

1. C	2. A	3. E	4. A	5. B
6. D	7. B	8. E	9. E	10. D
11. D	12. B	13. B	14. E	15. E
16. D	17. B	18. E	19. A	20. D
21. B	22. B	23. E	24. C	25. A
26. E	27. A	28. E	29. A	30. B
31. D	32. A	33. E	34. B	35. D
36. D	37. A	38. A	39. D	40. C

（二）B$_1$ 型题

1. E	2. B	3. B	4. B	5. E
6. D				

（三）X 型题

1. ABCE   2. ABCDE   3. ABCD

4. ABCD   5. ABDE

二、填空题

1. 苦参生物碱

2. 小檗碱

3. 适量减少

4. 抑制胰酶活性

5. 肝炎

三、判断题

1. ×   2. √   3. √   4. √

四、简答题

1. 答（要点）：（1）作用于局部血管（收缩局部小血管，降低毛细血管通透性，增强毛细血管对损伤的抵抗性）；（2）促凝血因子生成（促进凝血酶原激活物生成，促进凝血酶原生成，增加凝血酶含量）；（3）增加血小板数和增强血小板功能；（4）抗纤维蛋白溶解而止血等。

2. 答（要点）：从中药作用的两重性、差异性、量效关系、时效关系、双向性以及与中药功效关系等六个要点进行简述。

3. 答（要点）：从调节胃肠平滑肌（抑制，兴奋，双向调节），调节消化分泌，利胆，松弛支气管平滑肌，调节子宫，抗休克等作用，举例说明。

4. 答（要点）：解热作用特点：缓慢而持久。解热作用机理：抑制与产热有关的细胞膜上 Na^+，K^+ – ATP 酶活性，使产热减少。

五、问答题

1. 答（要点）：从对中枢神经系统功能、植物神经系统功能、内分泌系统功能、基础能量代谢、抗感染及抗肿瘤等作用的研究论述。

2. 答（要点）：从改善血液流变学，抗血栓形成；改善微循环；改善血流动力学；对子宫平滑肌的影响；镇痛；抑制组织异常增生等六个作用进行论述。

3. 答（要点）：清热药的主要作用有：抗病原体（抗菌谱、有效成分、作用机理）、抗毒素、解热、增强机体免疫功能、抗肿瘤等作用，并举例说明。

研究生入学考试模拟试卷

习题

一、选择题

（一）A₁型题（单项选择题。每小题1分，共30分）

1. 下列哪项不是中药药动学的研究内容（　　）

  A. 生物膜对药物的转运

  B. 药物在体内的分布

  C. 药物的生物转化（代谢）

  D. 药物的排泄

  E. 药物的作用强度

2. 下列哪项不是柴胡的药理作用（　　）

  A. 保肝　　　B. 利胆

  C. 镇静　　　D. 降压

  E. 镇痛

3. 可改善血液流变性的药物是（　　）

  A. 柴胡　　　B. 葛根

  C. 桂枝　　　D. 麻黄

  E. 细辛

4. 细辛的药理作用不包括（　　）

  A. 解热　　　B. 镇痛

  C. 保肝　　　D. 平喘

  E. 抗炎

5. 清热药抗细菌内毒素作用的主要环节是（　　）

  A. 中和内毒素

  B. 抑制细菌的生长繁殖

  C. 提高机体对内毒素的耐受能力

  D. 抑制内毒素的释放

  E. 以上均非

6. 抗菌抗病毒作用比较显著的药物是（　　）

  A. 清热泻火药与清热燥湿药

  B. 清热燥湿药与清热凉血药

  C. 清热凉血药与清热解毒药

  D. 清热解毒药与清虚热药

  E. 清热燥湿药与清热解毒药

7. 下列哪项不属清热药抗菌有效成分（　　）

  A. 小檗碱　　　B. 苦参碱

  C. 绿原酸　　　D. 原儿茶酸

  E. 癸酰乙醛

8. 鱼腥草常用于治疗（　　）

  A. 急性呼吸道感染

  B. 急性肠道感染

  C. 急性传染性肝炎

  D. 急性胰腺炎

  E. 急性泌尿系统感染

9. 除哪项作用外，均为大黄的主要药理作用（　　）

  A. 泻下作用　　　B. 抗感染作用

  C. 镇痛作用　　　D. 利胆作用

  E. 止血作用

10. 哪项实验与附子"回阳救逆"的功效有关（　　）

  A. 抗休克实验

  B. 抗炎实验

  C. 耐缺氧实验

  D. 对胃肠道功能影响的实验

  E. 对血液流变学影响的实验

11. 具有促进胃液和胃酸分泌作用的药物是（　　）

  A. 麦芽　　　B. 谷芽

  C. 神曲　　　D. 莱菔子

E. 鸡内金

12. 具有抗肾损伤作用的药物是（　　）

A. 白及　　　B. 三七
C. 茜草　　　D. 蒲黄
E. 仙鹤草

13. 下列哪项不是川芎抗脑缺血的机理（　　）

A. 增加脑组织 TXA_2 的生成
B. 提高脑线粒体膜的流动性
C. 降低细胞内 Ca^{2+} 的超载
D. 对脑细胞膜 Ca^{2+}，Mg^{2+} – ATP 酶活性有保护作用
E. 以上均非

14. 丹参抗心肌缺血作用环节不包括（　　）

A. 扩张冠脉，增加心肌血氧供应
B. 减慢心率，抑制心肌收缩力，降低心肌耗氧量
C. 扩张外周血管，减轻心脏负荷
D. 抗自由基、抗脂质过氧化，保护心肌
E. 降低毛细血管通透性

15. 活血化瘀药中用于治疗脑缺血的一组药物是（　　）

A. 丹参、川芎、延胡索
B. 丹参、川芎、水蛭
C. 红花、虎杖、川芎
D. 姜黄、桃仁、当归
E. 丹参、姜黄、桃仁

16. 地龙现代应用于治疗（　　）

A. 肾病综合征
B. 脑血管栓塞
C. 白细胞减少症
D. 肺性脑病
E. 急性肝炎

17. 白芍现代应用于治疗（　　）

A. 痛风　　　B. 类风湿性关节炎

C. 高血压　　　D. 心律失常
E. 感染性休克

18. 具有抑制器官移植排斥反应的药物是（　　）

A. 何首乌　　　B. 淫羊藿
C. 鹿茸　　　D. 枸杞子
E. 冬虫夏草

19. 下列哪项不是甘草抗溃疡作用机理（　　）

A. 抑制胃液、胃酸分泌
B. 直接吸附胃酸降低酸度
C. 增加己糖胺含量保护胃黏膜
D. 抑制 CCl_4 致肝脏的炎症作用
E. 促进消化道上皮细胞再生

20. 下列哪项不是五味子延缓衰老的作用（　　）

A. 清除活性氧自由基
B. 升高红细胞 SOD 活性
C. 增加老化兔生殖细胞增生
D. 增加老化小鼠脑组织蛋白质含量
E. 增加老年动物脑血流量

21. 何种温里药不具有镇吐作用（　　）

A. 附子　　　B. 肉桂
C. 干姜　　　D. 吴茱萸
E. 丁香

22. 青皮升压作用的有效成分是（　　）

A. N – 甲基酪胺
B. 对羟福林
C. 柠檬酸
D. 柠檬醛
E. 黄酮类

23. 下列哪项不是大黄的临床应用（　　）

A. 便秘
B. 急性胰腺炎
C. 急性胆囊炎

D. 关节炎

E. 肠梗阻

24. 枳实的临床应用是（　　）

　　A. 子宫脱垂

　　B. 流产

　　C. 功能性子宫出血

　　D. 尿道炎

　　E. 以上均非

25. 秦艽抗炎作用的有效成分是（　　）

　　A. 多糖类　　　B. 挥发油

　　C. 秦艽碱甲　　D. 秦艽碱乙

　　E. 秦艽碱丙

26. 茯苓所含茯苓素的利尿作用机理主要是（　　）

　　A. 促进肾小球滤过

　　B. 醛固酮受体拮抗作用

　　C. 抑制集合管对水重吸收

　　D. 抑制髓袢升支粗段对钠离子的重吸收

　　E. 以上均非

27. 酸枣仁无下列何种作用（　　）

　　A. 镇静催眠　　B. 抗惊厥

　　C. 降压　　　　D. 降血脂

　　E. 镇吐

28. 下列哪项不是天麻的适应症（　　）

　　A. 神经衰弱

　　B. 眩晕

　　C. 老年性痴呆

　　D. 传染病高热

　　E. 坐骨神经痛

29. 下列哪项不是麝香的适应症（　　）

　　A. 冠心病心绞痛

　　B. 失血性休克

　　C. 中枢性昏迷

　　D. 咽喉肿痛

E. 以上均非

30. 可治疗肾功能衰竭的药物是（　　）

　　A. 淫羊藿　　　B. 鹿茸

　　C. 冬虫夏草　　D. 甘草

　　E. 熟地黄

（二）B₁ 型题（每组题的备选答案在前，试题在后。每小题只有 1 个正确答案。每个答案可被重复选用，也可不被选用。每小题 1 分，共 6 分）

　　A. 抑制机体免疫功能

　　B. 抑制肿瘤细胞 DNA 合成

　　C. 直接杀灭肿瘤细胞

　　D. 增强肿瘤细胞的免疫原性

　　E. 抑制非特异性免疫刺激

1. 茯苓抗肿瘤作用的机理主要是（　　）

2. 猪苓抗肿瘤作用的机理是主要（　　）

　　A. 牛黄　　　　B. 知母

　　C. 鱼腥草　　　D. 穿心莲

　　E. 青蒿

3. 具有抗蛇毒作用的药物是（　　）

4. 具有镇静抗惊厥作用的药物是（　　）

　　A. 慢性乙型病毒性肝炎

　　B. 高血压

　　C. 白细胞减少症

　　D. 糖尿病

　　E. 失眠

5. 何首乌可用于治疗（　　）

6. 冬虫夏草可用于治疗（　　）

（三）X 型题（多项选择题。从每小题 5 个备选答案中选出 2～5 个正确的答案。每小题 1 分，共 10 分）

1. 柴胡具有哪些药理作用（　　）

　　A. 解热　　　　B. 祛痰

　　C. 镇咳　　　　D. 镇静

E. 保肝

2. 钩藤降低血压作用的环节是（　　　）
   A. 抑制血管运动中枢
   B. 阻滞交感神经
   C. 阻断神经节
   D. 钙拮抗作用
   E. 阻滞钾通道

3. 黄连抗溃疡作用的环节包括（　　　）
   A. 抑制胃酸分泌
   B. 保护胃黏膜
   C. 增加胃黏膜血流量
   D. 抑制幽门螺杆菌
   E. 增加胃黏液分泌

4. 小檗碱的现代应用包括（　　　）
   A. 细菌性痢疾
   B. 慢性胆囊炎
   C. 室性早搏
   D. 糖尿病
   E. 胃及十二指肠溃疡

5. 大黄治疗氮质血症的作用机理是（　　　）
   A. 使肠内氨基酸吸收减少
   B. 抑制体蛋白的分解
   C. 抑制尿素和肌酐排泄
   D. 血中必需氨基酸利用增加
   E. 促进肾代偿性肥大

6. 哪些实验证明粉防己碱的抗炎作用主要与兴奋肾上腺皮质功能有关（　　　）
   A. 血中 PG 的含量减少
   B. 降低大鼠肾上腺中维生素 C 含量
   C. 肾上腺重量增加
   D. 切除双侧肾上腺后抗炎作用消失
   E. 以上均非

7. 猪苓抗肿瘤作用机理是（　　　）
   A. 抑制瘤细胞内 DNA 合成
   B. 促进肿瘤组织内血管生成
   C. 干扰肿瘤细胞的代谢
   D. 适应原样作用

E. 增强机体免疫功能

8. 附子中毒的症状有（　　　）
   A. 高热
   B. 口舌及全身发麻
   C. 恶心呕吐
   D. 呼吸困难
   E. 心电图异常

9. 研究理气药物对消化道运动功能影响的实验方法是（　　　）
   A. 离体胃肠道平滑肌实验法
   B. 在体胃肠道平滑肌实验法
   C. 小肠推进运动实验法
   D. 肠管囊内压测定实验法
   E. 肠管悬吊实验法

10. 化痰止咳平喘药具有的药理作用是（　　　）
   A. 直接作用于呼吸道黏膜，促进气管黏液－纤毛运动
   B. 能使呼吸道分泌物中酸性黏多糖纤维断裂，痰黏度下降易于咳出
   C. 能提高血浆 cAMP/cGMP 的比值
   D. 作用于咳嗽中枢和外周神经末梢而镇咳
   E. 抑制组胺所致豚鼠支气管痉挛

二、填空题

（每空 1 分，共 10 分）

1. 长期服用中药所致毒性损伤的"靶器官"中，以_____的发生率最高。

2. 知母解热作用与抑制哪种酶有关_____。

3. 大黄治疗急性胰腺炎的药理学基础是_____。

4. 写出三项与香附调经止痛功效有关的药理作用_____。

5. 从附子中提得的_____是附子强心成分之一。

6. 三七止血作用的有效成分是

_____。

7. 许多活血化瘀药都有抗血栓形成的作用，其作用是通过_____和_____来实现的。

8. 桔梗祛痰作用的机理是_____。

9. 参一胶囊（人参皂苷 Rg_3）主要用于治疗_____。

三、判断题

（认为正确的，在题干后括号内打"√"；认为错误的，在题干后括号内打"×"。每小题 1 分，共 4 分）

1. 香附在临床上可用于治疗月经不调和痛经。（ ）

2. 黄芩对Ⅰ型变态反应没有明显的抑制作用。（ ）

3. 天麻具有保护脑神经细胞、改善记忆的作用，可用于治疗老年性痴呆。（ ）

4. 五味子促进老年家兔生殖细胞增生

和排卵功能，表明它具有延缓衰老的作用。（ ）

四、简答题

（每小题 5 分，共 20 分）

1. 常用祛风湿药抗炎作用表现有哪些？举例说明主要作用环节。

2. 止血药的止血作用环节（机理）。

3. 简述附子回阳救逆的药理依据。

4. 简述黄连抗病原体作用的特点和机理。

5. 简述中药药理学的学科任务。

五、问答题

（共 20 分）

1. 详述影响中药药理作用的药物因素。（6 分）

2. 论述中药"四性"的现代研究概况。（7 分）

3. 详述补虚药的主要药理作用。（7 分）

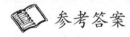

参 考 答 案

一、选择题

（一）A_1 型题

1. E	2. D	3. B	4. C	5. C
6. E	7. D	8. A	9. C	10. A
11. E	12. D	13. A	14. E	15. B
16. B	17. B	18. E	19. D	20. E
21. A	22. B	23. D	24. A	25. C
26. B	27. E	28. D	29. B	30. C

（二）B_1 型题

1. B	2. B	3. D	4. A	5. E

6. A

（三）X 型题

1. ACDE	2. ABCD	3. ABD
4. ABCDE	5. ABD	6. BCD
7. AE	8. BCDE	9. ABCDE
10. ABDE		

二、填空题

1. 肝、肾、胃肠

2. Na^+，K^+ – ATP 酶

3. 抑制胰酶活性

4. 抗炎、镇痛、雌激素样作用

5. 去甲乌药碱

6. 三七氨酸

7. 抑制血小板聚集；增加纤溶酶活性

8. 刺激胃黏膜，反射性地增加支气管黏膜分泌，使痰液稀释而被排出

9. 肿瘤

三、判断题

1. √ 2. × 3. √ 4. √

四、简答题

1. 答（要点）：（1）抗炎作用表现抑制急性炎性肿胀和慢性炎性增生。（2）作用环节：①兴奋垂体－肾上腺皮质系统（秦艽、五加皮、雷公藤）；②兴奋下丘脑、垂体，使 ACTH 分泌增多，产生 ACTH 样作用（秦艽）；③直接抑制炎性物质释放（雷公藤甲素、粉防己碱）。

2. 答（要点）：（1）作用于局部血管（收缩局部小血管，降低毛细血管通透性，增强毛细血管对损伤的抵抗性）；（2）促凝血因子生成（促进凝血酶原激活物生成，促进凝血酶原生成，增加凝血酶含量）；（3）增加血小板数和增强血小板功能；（4）抗纤维蛋白溶解而止血等。

3. 答（要点）：（1）强心；（2）扩张血管、增加血流，使心排血量、冠状动脉血流量、脑血流量和股动脉血流明显增加；（3）抗休克；（4）抗心律失常；（5）心肌保护作用；（6）抗寒冷，提高耐缺氧能力等。

4. 答（要点）：黄连对多种细菌、真菌及病毒有抑制作用，低浓度抑菌，高浓度杀菌。其抗菌机理为：（1）破坏细菌结构；（2）抑制细菌糖代谢；（3）抑制细菌核酸及蛋白质合成。

5. 答（要点）：（1）阐明中药药效产生的机理和物质基础；（2）要与中药临床研究密切结合；（3）促进中医药理论的进步；（4）参与中药新药的开发；（5）促进中西医结合。

五、问答题

1. 答（要点）：应从品种、产地、采收、贮藏、炮制、制剂、煎煮方法、配伍与禁忌等方面论述，举例说明。

2. 答（要点）：从对中枢神经系统功能、植物神经系统功能、内分泌系统功能、基础能量代谢、抗感染及抗肿瘤等作用的研究论述。

3. 答（要点）：（1）增强或调节机体免疫功能；（2）对中枢神经系统的影响：兴奋与抑制作用，提高脑力工作效率，增高智能；（3）对物质代谢的影响：促进核酸和蛋白质合成，降血脂和降血糖，调节微量元素代谢；（4）对内分泌系统的影响：增强肾上腺皮质功能，增强性腺功能，调节甲状腺功能；（5）延缓衰老作用；（6）强心，降血压，促进造血功能，改善消化功能；（7）抗肿瘤。应举例说明。